U0309159

香艾，是最好的疗愈

二妹姐◎编著

黎哇哇◎插画

江苏凤凰科学技术出版社

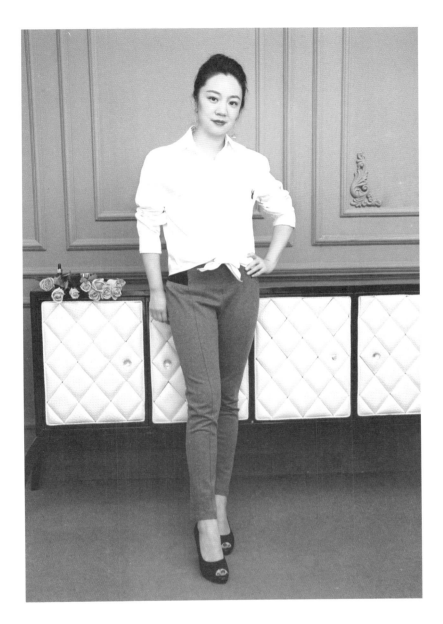

　　二妹姐是喜马拉雅电台签约的养生栏目主播，她主持的《女人都爱养生》栏目广受年轻听众的追捧。

序

写这本书的初衷很简单，自从我在喜马拉雅电台开通名为《女人都爱养生》的节目以来，广大热心听众的鼓励让我看到了自己所做的事情竟这么有意义，这让我有了把自己这些年来在养生方面的微薄心得分享给大家的想法。考虑到音频有诸多的制约，比如无法准确地传达艾灸取穴的位置、精油的辨别、较为细致的按摩手法等知识，这些如果没有一个形象的参考，听众很难在生活中加以运用，于是才有了这本图文并茂的小书，目的就是让读者对香艾有一种更直观的认识。

在这本书中，我只起到一个媒介的作用，所做的也只是把古老的艾灸和精油疗愈进行一个基础的整合，以期能帮助人们强化自愈和自身免疫能力。

香艾疗愈的宗旨是将艾灸与芳香疗法所蕴藏的治愈能量和关爱的力量传播给更多的人，并帮助更多的人。

艾灸具有温经散寒、行气通络、扶阳固脱等作用，能提高人体的抗病能力，有利于多种疾病的康复；萃取自芳香植物的精油能兼顾人的身体与心灵，可有效改善身心状况。不同种类的精油具有不同作用，如放松、凝神、改善心情、消除疲劳，或是改善淋巴和血液循环，亦可用来制作化妆品、保养肌肤，甚至是用于净化空气等。

香艾疗愈对人的身体健康有如此多的功效，但在使用的过程中人们也会有很多的困惑。这也是本书所要回答的一个问题。

香艾疗愈主张在艾灸之前使用复方精油开穴，有助于疏经活络、畅通血脉、安抚情绪，之后再使用艾灸，可以达到事半功倍的效果。至于具体的操作方法，本书会有详细的介绍。

那么现在，您不妨摒弃纷乱的思绪，放松僵硬的肩膀，抬抬腿、伸伸腰，把沉重的身体丢进软软的沙发里，打开这本书，认真阅读，然后你就能愉快地领略和享受它的美好了。

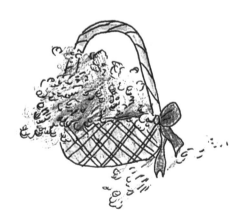

香艾，是最好的疗愈

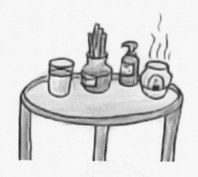

Contents 目录

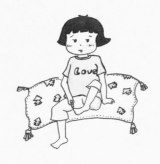

Part 1

千金之方，
走进艾灸的历史

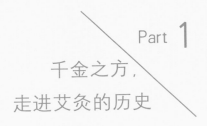

Part 2

养护手册，
解开芳疗的秘密

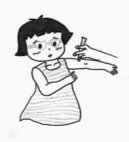

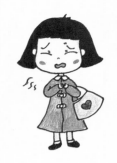

Part 3

天天有"艾"，
健康常在

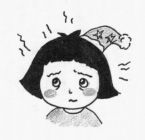

Part 4

女人“香艾”，
一生温暖

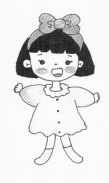

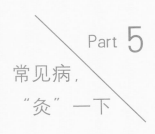

Part 5

常见病，
"灸"一下

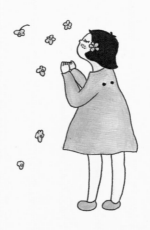

Part 1

千金之方，
走进艾灸的历史

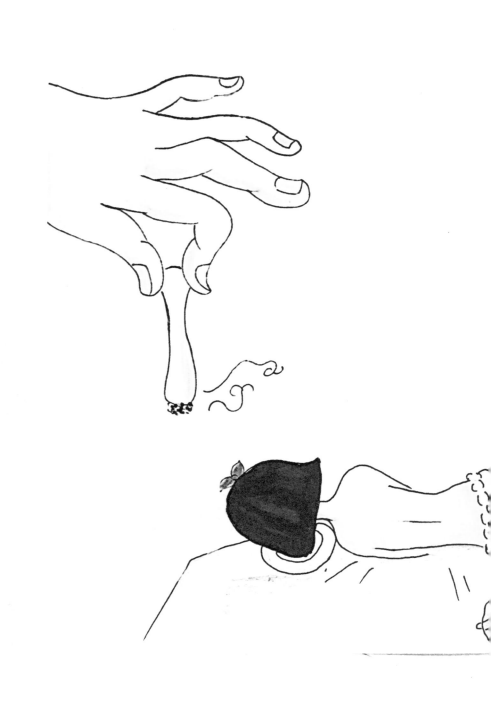

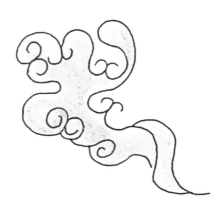

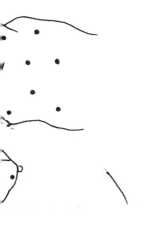

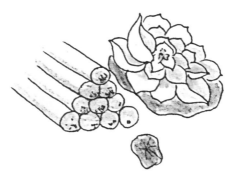

艾灸的渊源

疾不可为也，在肓之上，膏之下，攻之不可，达之不及，药不至焉，不可为也。

——《左传·成公十年》

上面所提到的"攻"指的是艾灸，"达"指的是针刺。《左传》中的这段话所记载的是秦国太医在为晋景公诊治时所说的话。由此可见，艾灸疗法在春秋时期就已经是医学上一种常用的治疗方式，至今已有2000多年的历史。

其实再往前追溯，艾灸的历史更为久远，时间可上溯到石器时代。彼时，古人在身体某一处有病痛时，偶然受到了火的烘烤，遂有舒适之感，疼痛也能稍作缓解。之后，他们便主动用火熏灼身体，以此来治疗更多的病痛。

根据史料记载，艾灸疗法的起源最晚也不会晚于西周，其发展

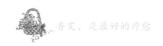

到春秋战国时代已经很是流行。春秋时代的《诗经·采葛》载，"彼采艾兮"，西汉毛亨和其侄子毛苌所著《毛诗诂训传》释，"艾所以疗疾"。从远古时代实际临床运用早于文字记载的特点来看，我们可以得出这样一个结论：艾灸疗法的起源应在西周之前。

在我国第一部中医典籍《黄帝内经》中，对艾灸有十分详细的记载。《灵枢·病传》有言："余（黄帝）受九针于夫子，而私览于诸方，或有导引、行气、乔摩、灸、熨、刺、焫、饮药之一者，可独守耶，将尽行之乎？"这一段文字，明确了灸法和针灸的针——九针一样，具有同样重要的治疗地位。《素问·异法方宜论》记载："北方者，天地所闭藏之域也，其地高陵居，风寒冰冽，其民乐野处而乳食，藏寒生满病，其治宜灸焫，故灸焫者，亦从北方来。"这里明确讲到了用这种烧灼疗法治疗"藏寒生满病"是颇有疗效的。随着人们对艾灸的重视，其逐渐发展为可以用于治疗全身不同性质的多种疾病的一种治疗方法。

说起来，中国的文字很有意思，灸，灼也，从火，久声。形声且会意，音同"久"，其实也有"久"之意，有长久、久远的含义。艾灸以火治病，需要"久"治，身体健康才能长"久"。

艾灸具体如何操作呢？

艾灸是指用艾草制成的艾绒或者艾条，点燃后对准相应的穴位（或疼痛处），借助燃烧的热力和艾烟的熏烤作用，起到治疗疾病、保健养生以及美容的功效。它是一种古老的中国医术，它的奇特之处在于其神奇的功效，它不仅能治疗各种疾病，改善人体亚健康状态，

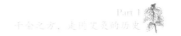

还能养生保健。

据《本草纲目》记载，艾以叶入药，有消炎、止痛、活气血、逐湿寒等功效。1973 年，在我国湖南长沙马王堆三号汉墓出土了《足臂十一脉灸经》《阴阳十一脉灸经》两部帛书，这是迄今发现的最早有关经脉论述的专著，也是世界上首次记载灸疗的医学典籍。

到了汉代，著名医学家张仲景在《伤寒杂病论》一书中，清晰地指出了疾病"可火"与"不可火"的治疗原则，其所言之"火"，便是后人所说的灸法。

大家都知道中医的四诊法是"望闻问切"，而鲜有人知中医的四大医术，即"砭针灸药"。砭指的是刮痧和按摩，针即针刺，灸则是艾灸，药指开方用药。

随着现代生活质量的提高，越来越多的人注意到健康问题和美容问题，人们已由原来只是注重"有病治病"的阶段，发展到了开始重视"无病防病"的阶段。而作为无毒无副作用的艾灸治疗，正受到越来越多人的关注。

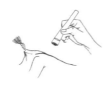

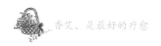

艾灸在古代是一门独立学科

犹七年之病，求三年之艾。

——《孟子·离娄上》

艾灸历史源远流长，在春秋战国时代，艾灸治病已颇为流行。

由于古人寿命多不长久，若得疾病则加重衰老，而衰老又更易罹患疾病，故古代医家对使用艾灸防病治病、保健延衰十分重视，并积累了许多成功的经验。

在《黄帝内经》中，就记载了用灸法治疗老年性疾病的例证。古代医家在《黄帝内经》养生保健理论的指导下，逐步将灸法用于抗衰防老的治疗。

本节开头部分所引用的内容，足见古人对艾灸治疗慢性病以及延年益寿的研究及重视。

陶弘景所著《本草经集注》记载艾叶捣烂可以治百病。明代李时珍的《本草纲目》对艾叶的作用有极高的评价。这些著作为后人研究及应用艾灸提供了重要依据。

到了唐宋时期，用灸法防病治病与保健抗衰已经十分盛行。明代龚居中在《痰火点雪》一书中说："灸法去病之功，难以枚举，凡虚实寒热，轻重远近，无往不宜。"

从《扁鹊心书》中记载的"黄帝灸法""扁鹊灸法""窦材灸法"等论述中可以看出古人对灸法的重视，也足以证明艾灸在抗衰老方面的作用。它通过温补人体阳气、温通经脉、活血化淤，调整或增强人体脏腑的生理功能，以达到祛病延年、强身壮体的目的。

真正把针灸列为一门独立学科是在唐代，据《旧唐书·职官志》记载："太医令掌医疗之法，丞为之式；其属有四：曰医师、针师、按摩师、咒禁师，皆有博士以教之。"《新唐书·百官志》记载："针博士一人，从八品上。"意思是说在唐代时，朝廷就建有医科学校了，并设有针灸科，由针博士教授。唐太宗又命李袭誉等人校订甄权的《明堂人形图》，药王孙思邈也是在这个时期撰写了流传至今的《备急千金要方》，可谓集针灸疗法之大成，这足见唐朝对针灸的重视。

到了宋代，针灸在医疗中的作用更被朝廷重视，地位大大提升，被列为十三科之一，针灸学在这个时期有了进一步的发展。宋代著名针灸学家王惟一撰集的《铜人腧穴针灸图经》在刊印流传的同时，还刻于石碑上，不但便于抄咏，而且可防刊行之误。其设计制造的铜人模型两具，外刻经络腧穴，内置脏腑，对穴位的统一起了很大

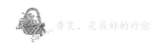
的作用，这在针灸史上可谓是一个重要成就。

宋代的著名医学家窦材更是把自己喻为扁鹊再生，还写了一部医书，即《扁鹊心书》。书中重点倡导的就是扶阳。在《扁鹊心书·须识扶阳》中有记载道："人于无病时，常灸关元、气海、命门、中脘，虽未得长生，亦可保百年寿矣。"他认为扶阳有三法，灼艾第一、丹药第二、附子第三。"阳精若壮千年寿，阴气如强必毙伤"，说的就是要保命长寿，扶阳是不二法门。

据《神农本草经》记载，艾草有温阳、暖宫、除湿、通筋活血的功效。灼艾对培固人体阳气的功效到底有多强大，由此，也可见一斑了。

以上，缘何古人对艾灸如此之重视。

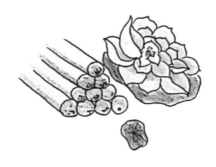

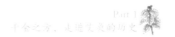

"药王"孙思邈重视灸法

非灸不精，灸足三里，称为"长寿穴"。

——《备急千金要方》

大家都听说过"病入膏肓"这个成语，它源于《左传》中的一段典故。晋景公患了病，太医经过诊断，对景公说："疾不可为也，在肓之上，膏之下，攻之不可，达之不及，药不至焉，不可为也。"后来景公不治而亡。于是，后人常用"病入膏肓"来指病重难治。

药王孙思邈后来评论说，"时人拙，不能求得此穴，所以宿疾难谴，若能用心方便，求得灸之，无疾不愈矣"。

孙思邈所指的"此穴"就是膏肓穴。

药王孙思邈是一位艾灸养生高手，其寿命达 102 岁，他在《备急千金要方·杂病论》中说，膏肓穴无所不治。

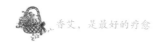
　　据唐史记载，这位神医在中年之前并不是很健康，完全可以用体弱多病来形容。"幼遭风冷，屡造医门，汤药之资罄尽家产"是孙思邈的真实经历，一代神医居然也曾因疾病缠绵而倾家荡产。

　　他为何以多病之身反而能享百岁之寿？据唐史记载，孙思邈在中年之后，经多方研究证实了艾灸的养生祛病功效，开始经常使用艾灸为自己调理身体，最常使用的穴位就是"足三里"。也正是因为长年累月地使用艾灸进行养生，因此到了90多岁，这位神医仍能"视听不衰，神采甚茂"，甚至年过百岁之后还可精力充沛地著书立说。

　　正是因为艾灸的神奇功效，令他痴迷不已，在其所著的《备急千金要方》《千金翼方》两书中，记载了大量有关艾灸的内容，并在前人的基础上进行了创新和发展。

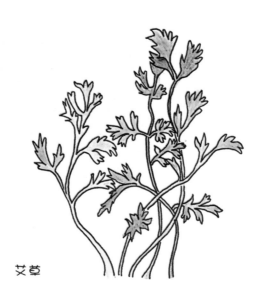

艾草

赵匡胤一家都是艾灸的"粉丝"

太宗病，帝往视之，亲为灼艾。

————《宋史·太祖本纪》

艾灸这种中医养生疗法，是通过使用艾条或艾炷熏灼穴位，以达到治病养生的目的，能改善失眠、身体乏力、关节疼痛等症状。在清朝以前，上至皇家宫廷，下到普通百姓，都十分喜好艾灸，几乎人人都认可这种既能防病治病，又可养生保健的治疗方法。

据《宋史》记载，太祖赵匡胤的弟弟赵光义生病了，赵匡胤急忙前去探望，并亲自手持艾条替弟弟灸疗。赵光义体有寒湿，热力通过艾灸进入体内，寒热交织产生疼痛。见弟弟饱受疼痛之苦，赵匡胤心有不忍，于是也给自己艾灸，以此来分担弟弟的疼痛。古人赞赏赵匡胤对弟弟的深情厚谊，于是用成语"灼艾分痛"来颂扬他的美德，赞美其兄弟之间的情分。

从这段记载可以得知，艾灸疗法不仅在民间盛行，甚至连皇帝

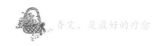

都是艾灸的"粉丝"。赵匡胤亲自为弟弟艾灸，也取艾自灸，可见其对艾灸操作熟练，并且也对艾灸的效果相当信任。

艾草很平凡常见，自古以来许多文人在书、画、诗中都对它屡有提及。北宋大文豪欧阳修的传世墨宝不多，但是在北京故宫博物院却收藏着一份他的《灼艾帖》，其内容是说欧阳修的长子欧阳发曾经接受过艾灸的治疗，欧阳修认为艾灸是一门学问，值得探讨与研究。

南宋著名的画家李唐擅长山水和人物画，在他流传下来的为数不多的作品中就有一幅《灸艾图》，图中描绘的是一位村医坐在小板凳上，为患者灸灼背部。此图是我国最早以医事为题材的绘画之一，现存于中国台湾的"台北故宫博物院"。

由此可见，艾灸在古代"粉丝"之多、应用之广。下至平民百姓，上至达官贵族，无一不将这种神奇的治病养生疗法作为其防病保健中必不可少的一部分。

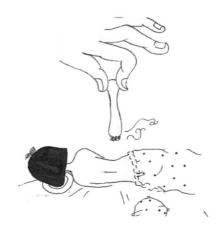

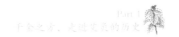

三伏灸和三九灸

春夏养阳，秋冬养阴。

——《黄帝内经·素问》

俗话说，夏养三伏、冬补三九。三伏灸与三九灸相配合，能显著提高人体免疫能力。

人体的阴气与自然界中的阳气（温暖升发之气）一致，都生于春、旺于夏、收于秋、藏于冬。三九严寒，正是大自然阳气最弱、阴气最盛的时候，此时施用灸法，可以利用冬季万物生机潜伏于内、闭藏不泄的生理特点，以达到益气壮阳、祛阴散寒、滋补强身的目的。

同样，三伏暑热，正是大自然阳气最强、阴气最弱的时候，人体皮肤毛孔张开、体内新陈代谢比较旺盛，此时使用艾灸疗法，既有利于药物的快速渗透与吸收，又可借助炎热的气候环境，驱除体内的阴寒之气。

正是由于以上两点，才有了著名的中医养生理论——冬病夏治，

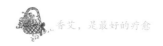

夏病冬防。

不少人都知道冬病夏治，并积极响应三伏灸。每年的三伏天，许多医院的中医科、针灸科常常是门庭若市。而人们对冬季的三九灸则知之甚少，这时候大家往往通过吃补膏、喝补酒来进行食补，但却忘了还有一种最适合冬季使用的进补方式——艾灸。

简单来说，三伏灸和三九灸就是在一年中特定的日期进行的一种艾灸疗法，将有刺激性的药物贴敷在人体的穴位上。不同于艾条和艾炷灸，这种方法不用火，又名冷灸，但效果是一样的。如果不想去医院，也可在家艾灸。

三伏灸是在三伏天时进行天灸治病的方法，是中医学、针灸学与中药外治相结合的一种疗法。三伏灸是我国传统医学中最具特色的伏天养生疗法，与现代预防医学有异曲同工之处。

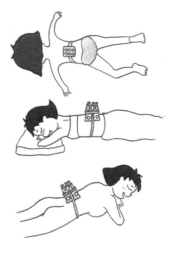

三伏灸与三九灸相配合，能显著提高人体免疫能力。

其具体做法是利用全年中阳气最盛的三伏天（头伏的第一天、中伏的第一天和末伏的第一天），根据所要预防及治疗的疾病，在对应穴位贴上中药，以达到灸治的效果。

三九灸则是在农历的一九、二九、三九的第一天行天灸疗法。冬季的三九天是一年中最冷的时候，此时阳气敛藏，气血不畅，皮肤干燥，毛孔闭塞。在三九天用相应药物贴敷穴位，能温阳益气，健脾补肾益肺，祛风散寒，起到通经活络止痛的功效。

所以说，在三伏天和三九天进行天灸疗法效果最佳。其中又以白天治疗为佳，因为白天人体穴位处于开放状态，有利于药物的吸收，因此可以提高疗效。

三伏灸和三九灸在我国古代就已经相当流行了，体现了古人一直倡导的"天人合一"的理论，但是并不是所有的病症都适合在三伏天和三九天灸疗，一定要根据医生的诊断来灵活处理。

在进行三伏灸和三九灸的时候，要注意午时前后是最佳治疗时间，但是因为大部分医院中午都休息，所以选择上午10点左右也非常不错。

此外，在进行三伏灸或三九灸时，还必须注意适当忌口，饮食上要避免食用寒凉的食物，如冰冻饮料、苦瓜、绿豆、苦瓜、西瓜等；还要戒食牛肉、鹅肉、海鲜、花生及煎炸食物等发物，以免抓破发泡引起感染；不要吃肥甘厚腻、生痰助湿的食物，以免影响治疗效果。

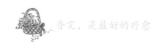

以下是三伏灸和三九灸的具体操作方法：

	三伏灸	三九灸
敷贴时间	头伏第一天 中伏第一天 末伏第一天	一九第一天 二九第一天 三九第一天
当天最佳时间	中午 12 点最佳 上午 10 点次之	中午 12 点最佳 上午 10 点次之
贴穴时间	成年人 3 个小时 儿童 1 个小时	成年人 2 个小时 儿童 1 个小时
敷贴穴位	大椎、膏肓、肺俞等穴	大椎、风门、命门、肺俞、心俞、中脘、神阙、气海、足三里、三阴交、涌泉等穴
主治病症	支气管哮喘、慢性支气管炎、过敏性鼻炎、慢性咽炎、慢性胃肠炎、消化不良、消化道溃疡、腹泻、风湿性与类风湿关节炎等冬季或寒冷时较易发作的疾病	身体疲乏、虚弱之人，众多慢性疾病，关节退行性病变、胃肠道疾病、面瘫等冬季高发性疾病
禁忌人群	孕妇、心脏病患者、阴虚火旺体质者、皮肤严重过敏者	孕妇、心脏病患者，疤痕体质者，有肺结核、支气管扩张等病症的患者
正常反应	贴药后局部皮肤微红或者有色素沉着、轻度瘙痒等不影响疗效的反应均为正常反应	皮肤产生红晕或因贴药时间过长而导致的水疱属于正常现象
不正常反应	贴药后局部皮肤出现刺痒、疼痛、灼热或者出现红肿等现象，应咨询医生	皮肤疼痛难忍或过敏者应咨询医生

Part 2

养护手册，
解开芳疗的秘密

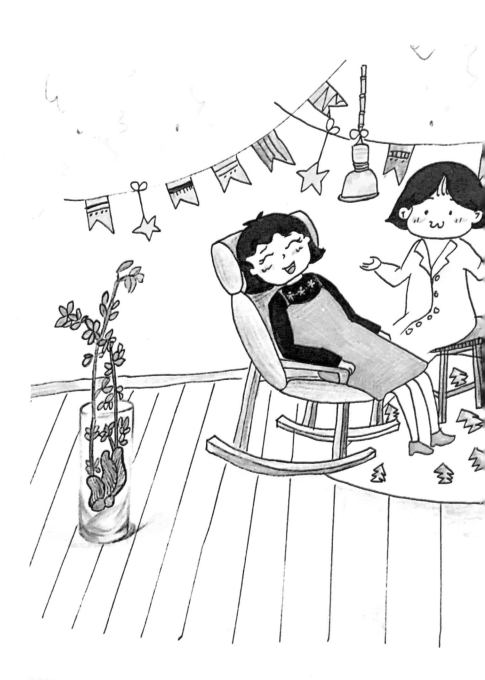

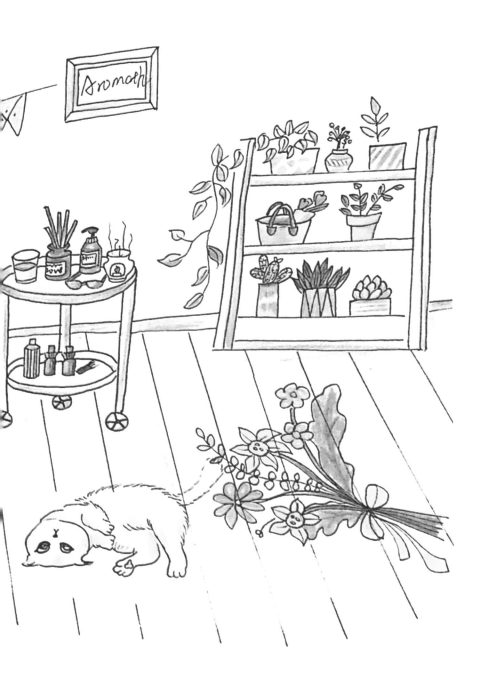

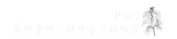

精油的历史

现代女性在保养时经常会用到精油，那么精油到底是从何来的呢？

精油是从植物的花、叶、茎、根或果实中，通过水蒸气蒸馏法、挤压法、冷浸法或溶剂提取法提炼萃取的挥发性芳香物质。精油分为两类，一类是经稀释的，又称复方精油；一类是未经稀释的，也称单方精油。由于精油的挥发性很强，一旦和空气接触，很快就会挥发，所以其保存的方法和要求比较严格，即必须用可以密封的瓶子储存。在使用精油的过程中，要多加注意的是，开瓶后一定要尽快盖好盖子。

需要说明的是，并不是所有的植物都能产出精油，植物必须含有香脂腺才能产精油。不同植物香脂腺的分布也有很大区别，有的分布在花瓣、叶子或根茎上，有的则分布在树干上。将香囊提炼萃取后，就成为我们所称的"植物精油"了。

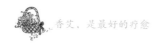
　　精油具有亲脂性，它很容易溶解在油脂中，因为精油的分子链通常比较短，这使得它们极易渗透进皮肤，并且通过皮下脂肪层丰富的毛细血管进入人体内。这也是人们能借助精油进行治疗的一个关键所在。

　　还有另外一个关键点在于精油是由一些很小的分子所组成，这些高挥发物质，可由鼻腔黏膜组织吸收进入身体，通过刺激大脑的边缘系统，来调节情绪和改善身体的生理功能。所以在芳香疗法中，精油可以强化人体生理和心理的机能。

　　接下来，我们来简单介绍一下精油治疗的历史。

　　早在 3000 多年前，在中国、印度和中东地区等地，人们就开始利用植物的芳香成分治疗疾病和缓解不适。

　　到了中世纪，阿拉伯的医师阿维森纳发明了从植物中提取精油的水蒸气蒸馏法，精油也开始应用于感染症的治疗。他编著的《医学典范》流传后世，至今仍被使用。

　　植物疗法盛行于中世纪。在欧洲，医疗工作主要依靠教会或修道院，他们多采用药草园里种植的香草对患者进行治疗。

　　10 世纪末，人们在被称为"医学之都"的意大利城市萨勒诺，创立了医科大学。到了 16 世纪，诞生了一批"药草医生"，他们承担了很大一部分的医疗工作。其中有尼古拉斯·卡尔培波、约翰·杰拉德等一些著名的植物疗法的专家。

可是到了 19 世纪，用药的重心转向了化学药品。因此，植物疗法逐渐走向衰退。

到了 20 世纪，现代医学暴露出很多缺点，于是在欧洲出现了积极引入植物疗法的动向。在英国、德国、法国等国家，没有行医证的"草药医生"也开始被允许行医。普通人对于一些轻微的身体不适大多不去医院就医，而是使用香草进行自我调养。这样的情况在欧洲非常常见。

而在中国，能够使用精油和香草进行治疗，或能够指导患者进行自我调养的医疗机构极为缺乏，大多数人也对这种从植物中提炼出来的精油不甚了解。

但是，作为"辅助疗法"的芳香疗法正在一点点渗透到医疗和护理领域，相信今后会有更大的发展。

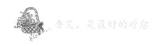

精油的药用价值

植物药效被认可的记录，最早可以追溯到公元前 1700 年的古埃及时代。在古埃及纸莎草制成的书中，记录了近 700 种药草，由此可见当时已经有了关于药草功效的研究。

1910 年，法国化学家罗内·莫里斯·盖特佛塞有一次在实验中因事故不小心烫了手，在惊慌之下，他无意识地从身边的瓶子里倒出薰衣草精油涂在手上，没想到他的手很快就痊愈了，并且没有留下疤痕。此后，他便开始潜心研究精油的治疗效果。

1937 年，他创作了《盖特佛塞的芳香疗法》一书，此后该书被译为各种语言，精油的治疗作用被广泛推广。由盖特佛塞创造的"芳香疗法"一词也广泛传播，他也被世人称为"芳香之父"。

从此以后，"芳香疗法"的研究在世界范围内扩展开来。1970 年，意大利的保罗·罗维斯提提出柑橘系的精油对治疗抑郁症等精神类疾病有很好的效果。

随着人们对精油的了解，这种从植物中提炼出来的精油在国外越来越受大众欢迎。究其原因，是因为精油大都具有药用、医用价值，它有预防传染病，抗炎、抗病毒，促进细胞新陈代谢及细胞再生等功效。自古以来，许多含挥发油的植物药可直接用来治病，而现在，挥发油经提炼后，如薄荷脑、樟脑、丁香酚、桉叶油等，已成为制药的原料。以下简要阐述几种精油的药用价值。

薄荷脑精油

薄荷脑精油能选择性地刺激人体皮肤或黏膜的冷觉感觉器，产生冷觉反射和冷感，引起皮肤黏膜血管的收缩，对深部组织的血管也可引起收缩而产生治疗作用。把薄荷脑精油涂在皮肤上可以促进血液循环、减轻浮肿，还可以缓解局部炎症。

桉精油

桉精油为无色或微黄色澄明液体，有特异的芳香，微似樟脑，味辛、凉，贮存日久，颜色转深。它具有较强的抗菌、消炎作用，还具有祛风止痛、止痒、解暑等功效。

雪松精油

雪松精油具有芳香的木质香味，具有很好的心理治疗作用。精神紧张或焦虑时，可以藉雪松精油的安抚效果获得镇定。同时，雪松精油对咳嗽、痰多、鼻塞流涕等症状也有一定疗效。

葡萄柚精油

葡萄柚精油的作用有很多，其主要的功效有缓解头痛、增强食欲、美白肌肤等。

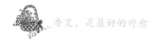

基础油

　　基础油，也有人称之为媒介油。大多数的精油无法直接抹在皮肤上，它们必须在基础油中稀释后，才可以被广泛地使用。

　　基础油是取自植物的花朵、坚果或种子的油，很多基础油本身就具有医疗效果。

　　从生长在世界各地的植物种子里，我们可以制作出各种植物油。有好几百种植物，它们的种子可以生产出油，其中只有少数的几种油用于商业用途。

　　一些植物油，例如我们熟知的大豆油、花生油、橄榄油，则主要被作为食用油，是很好的营养来源。

　　芳香疗法使用的基础油是通过冷压萃取（在 60 摄氏度以下处理）得来，而食用的植物油，如大豆油是通过 200 摄氏度以上的高温萃取而来。

　　冷压萃取可以保证植物中的矿物质、维生素、脂肪酸等营养物质保存良好不流失，使植物油具有优越的滋润、滋养作用。

可作为基础油的植物油，必须是不会挥发且未经过化学物质提炼的植物油，例如甜杏仁油、杏桃仁油、酪梨油、荷荷芭油、小麦胚芽油等，这类油脂含有丰富的营养物质，可用其稀释精油，并协助精油迅速被皮肤吸收。

而一般的食用油通常经过高温提炼，已经失去了很多天然养分，不适合当作芳香疗法的基础油。

基础油平时可保存在冰箱里，加入精油后，可保存 6 个月左右，因此每次调和的量不要太多，最好一次用完，勿存放过久。

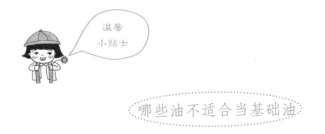

温馨
小贴士

哪些油不适合当基础油

不适合当基础油的通常是由石油提炼的矿物油，如婴儿油或分子较大的绵羊油等。

矿物油不但不含养分，还因为渗透力差容易阻塞毛孔，可引起粉刺与脓疮；混合精油做按摩时，更会影响肌肤对精油的吸收，无法发挥精油的疗效。

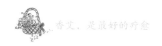

常见的基础油有哪些

甜杏仁油

营养成分：

维生素 A、维生素 B_1、维生素 B_2、维生素 B_6、维生素 E、蛋白质、不饱和脂肪酸（以油酸和亚油酸为主）。

特质：

淡黄色，味道温和不刺鼻，有润滑性但非常清爽，是中性、不油腻的基础油。

功效：

甜杏仁油属于中性的基础油。其富含多种维生素，具有滋养与保湿的功效，对于干性皮肤或因气候变化而引起的皮肤不适极有益处，可促进细胞生长。

甜杏仁油还富含多不饱和脂肪酸与蛋白质等物质，适用于各种肤质，能有效地改善皮肤红肿、干燥和发炎等症状。

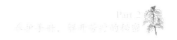
小麦胚芽油

营养成分：

蛋白质、维生素 A、维生素 B_1、维生素 E，以及不饱和脂肪酸，如亚麻酸、亚油酸等。

特质：

黄棕色，取自小麦种子发芽的部位。

功效：

小麦胚芽油是以小麦芽为原料制取的一种谷物胚芽油，其维生素 E 的含量为植物油之冠，已被公认为是一种颇具保健作用的功能性油脂，具有抗氧化、延缓衰老、提高人体免疫力、促进血液循环及防癌的作用，还有促进皮肤新陈代谢、减缓色素沉着、保护皮肤水分、减少黑斑及色素斑形成等作用。

亚油酸占小麦胚芽油 50% 以上，可降低血液中的脂质浓度和胆固醇含量，防止动脉粥样硬化，预防高血压、糖尿病，并可调节人体代谢、增强人体活力等。此外，还能促进组织细胞生长发育，并对心脏病、肥胖症及糖尿病等有一定的辅助疗效。

廿八碳醇具有增强体力、耐力及爆发力，提高肌力，改善肌肉机能、反射性及灵活性等作用。

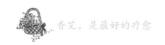
荷荷芭油

营养成分：

维生素 A、维生素 B、维生素 E，钙、镁等矿物质，植物蜡。

特质：

呈黄色，萃取自荷荷芭豆。非常滋润，无任何味道，且油质较轻滑，似皮脂腺分泌的油脂。

功效：

荷荷巴油含有丰富的维生素和钙、镁等矿物质，对肌肤有十分显著的美容功效，可通畅毛孔、调节油性或混合性肌肤的油脂分泌，并改善发炎的皮肤，如湿疹、干癣、面疱等。它对过敏性皮肤有舒缓作用，对于干性发质及干性肌肤有较好的滋润作用，所以是适合各种肤质使用的基础油。

葡萄籽油

营养成分：

原花青素，钾、磷、钙、镁等矿物质，蛋白质，以及不饱和脂肪酸，如亚油酸、亚麻油酸等。

特质：

淡黄色或淡绿色，无味，质地清爽不油腻。

功效：

葡萄籽油最为称道的是其含有两种重要的物质，亚麻油酸以及原花青素。

亚麻油酸是人体必需的脂肪酸，有抵抗自由基、抗老化，帮助吸收维生素 C 和维生素 E，降低紫外线对皮肤的伤害，保护肌肤中的胶原蛋白以及预防黑色素沉着等作用。

原花青素有保护血管弹性、滋润皮肤，使肌肤保持应有的弹性及张力，避免皮肤下垂及产生皱纹等作用。

同时，葡萄籽油渗透力强，清爽不油腻，极易被皮肤吸收，任何肤质均适用。

橄榄油

营养成分：

不饱和脂肪酸、多不饱和脂肪酸、蛋白质，钙、磷、锌等矿物质，维生素 A、维生素 D、维生素 E。

特质：

呈淡黄色，温和不刺激，但有一些苦味。

功效：

橄榄油称得上是最利于人体健康的一种食用油，在地中海沿岸

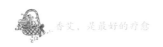

国家有几千年的食用历史，在西方被誉为"液体黄金""植物油皇后""地中海甘露"，原因就在于其极佳的营养功效。

橄榄油中含有比其他植物油都要高的不饱和脂肪酸、丰富的维生素及抗氧化物等多种成分，并且不含胆固醇，因而人体对其的消化吸收率极高。它有减少胃酸分泌、预防胃炎及十二指肠溃疡等疾病的功能；并可促进胆汁分泌，激化胰酶的活力，使油脂降解，被肠黏膜吸收，以减少胆囊炎和胆结石的发生。还有润肠功能，长期食用可以有效缓解便秘。

橄榄油富含与皮肤亲和力极佳的角鲨烯和人体必需脂肪酸，吸收迅速，能保持皮肤的弹性和润泽，能去除面部皱纹，预防肌肤衰老，有防治手足皲裂的功效，是可以"吃"的美容护肤品。

橄榄油能提高机体的新陈代谢功能。这是因为橄榄油中含有80%以上的单不饱和脂肪酸和 ω-3 脂肪酸，当人体摄入适当比例的脂肪酸时，新陈代谢就更为正常，而发生肥胖、糖尿病的概率就会降低。

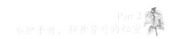

有特殊作用的治疗用油

玫瑰籽油

营养成分：

亚麻油酸、柠檬酸、维生素A、维生素C。

特质：

深黄或淡褐色，有淡淡的苦味，以萃取自智利野蔷薇果实的品质最佳。

功效：

玫瑰籽油的主要成分是γ-亚麻油酸，主要功能就是维护细胞膜的运作功能、活化细胞组织，促进肌肤再生。除了能减少细胞内水分的流失外，玫瑰籽油还具有调节油脂分泌的功能，可预防发肤发炎。

玫瑰籽油适用于任何肤质，特别适合缺水、成熟、老化的皮肤，以及有斑点和晒伤的皮肤，是一种对女性特别有益的植物油。

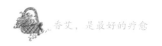

月见草油

营养成分：

Υ- 亚麻油酸、镁、锌、维生素 C、维生素 E、维生素 B_6。

特质：

深黄色，有轻微药草味。

功效：

月见草油在改善肤质、治疗湿疹、调节血压、促进血液循环等方面有广泛的医用、药用价值。其富含亚麻油酸成分，能够协助调节激素的分泌，以缓解经前期综合征及围绝经期综合征。此外，月见草油也有抗炎作用，还具有降低血脂、预防血栓形成的作用。

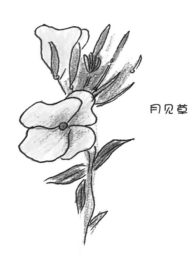

月见草

Part 3

天天有"艾"，
健康常在

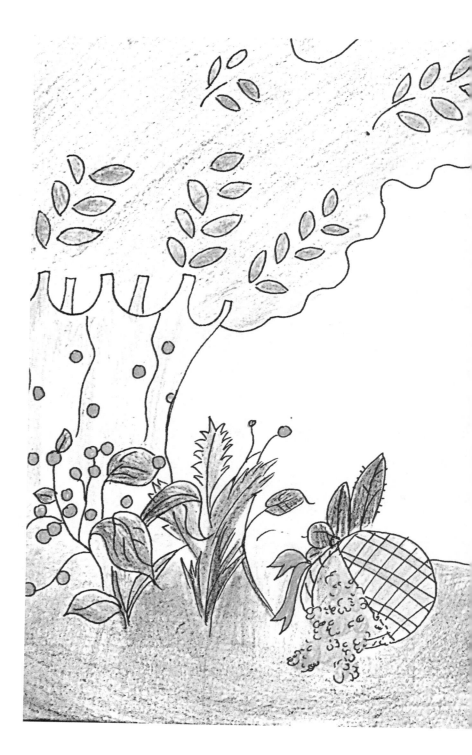

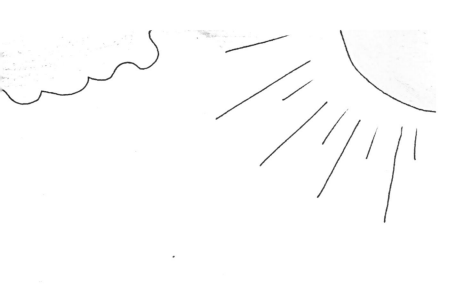
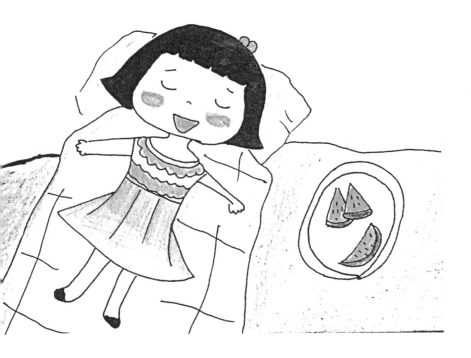

用好身上的"四关穴"

五脏有六腑，六腑有十二原，十二原出于四关，太冲、合谷是也。

——《针灸大全》

春季介于寒冷的冬季和炎热的夏季之间，共有立春、雨水、惊蛰、春分、清明、谷雨六个节气，此时节寒暑交替、阴消阳长。如果不注意春季的气候特点，则容易患病，诱发宿疾。

中医认为，春季属风、主木，是万物升发的时节。在冬寒未尽、春暖初萌之时，气候常常因冷热气团来回交织，时冷时热，很容易造成体温调节机制的紊乱和免疫功能的下降，进而诱发各种传染病，以及呼吸系统、消化系统、精神心理方面的疾病。

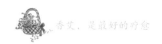
因此，春季养生保健，应特别重视协调好人与自然环境、人体内部各个脏器以及气血阴阳之间的平衡，预防疾病的发生。

此时，选择人体中的"四关"穴位施灸，可以固守关防、御"敌"于外。所谓的"四关"，实际上并非是一个穴位的具体名称，而是由两手背的合谷穴、两足背的太冲穴所组成的一种穴位配伍组合。

因为人体的"合谷""太冲"两穴，分别位于手背和足背，如同四个严密固守的关口，时刻捍卫着人体的健康与安全，故而得名"四关"。

合谷穴

在中医看来，人体有与生俱来的"自强按钮"，即通过推拿按摩某些穴位，对强身健体有极大帮助。合谷穴内通于胃，是手阳明大肠经的穴位，是一个重要且相当好用的穴位，它之所以叫"合谷穴"，跟其所处的位置有很大关系。

合谷穴位于大拇指与食指之间，从外形来看，两个手指类似两座山，中间的虎口犹如一个山谷，故得名。

明代医学典籍《针灸大全》载，合谷作为手阳明大肠经的"原穴"（脏腑的元气经过和停留的部位），是大肠的原气经过和留止之地，重点保养可防病强身。肺主皮毛，其华在面，面部的各种状况均与肺的病变有一定关系，而大肠与肺又互为表里，所以灸疗合谷穴不

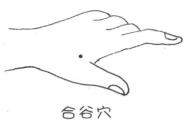

合谷穴

在手背第1、2掌骨间，
当第2掌骨桡侧的中点处

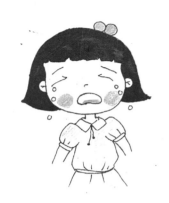

仅能够治疗胃肠不适，而且能够疏解肺气。

　　此外，中医理论中还有"面口合谷收"的说法，意思就是大凡头面部的不适，都可取合谷穴而解。灸合谷穴时，先点燃艾灸条，以雀啄灸的方法灸10分钟即可。

　　日常生活中经常会遇到牙痛、胃痛、头疼等疼痛难忍的时候，这个时候用手指指腹用力按压合谷穴30次，可缓解疼痛。

　　除此之外，有黑眼圈、腹泻、肠胃不适等问题时都可以按揉合谷穴。过敏性鼻炎的患者，经常按压合谷穴，也会收到意想不到的效果。

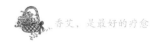
太冲穴

太冲穴是人体的一个重要穴位。太，也就是大的意思；冲，指冲射之状。

太冲穴位于足背第1、2跖骨结合部之前凹陷处，为人体足厥阴肝经上的重要穴位之一。太冲穴主要关联的脏腑为肝，肝是人体藏血的宝库，所以按揉、灸疗太冲穴能够疏泄肝气，促进血液循环。

无论是外界风邪侵袭，还是体内阴血虚亏，都与肝息息相关。

中医认为，肝为"将军之官"，在志为怒。生气指的就是发火，或郁而不发，或干生闷气。人体在发"怒"时，受到影响的往往是肝经。

太冲是肝经的原穴，从理论上讲，原穴往往调控着该经的气血。人生气之时，肝也会受到影响，太冲这个肝经的原穴便会显现出一些信号，表现为穴位有压痛感，穴位所在之处的皮肤温度或色泽发生变化，甚至是此处的软组织张力发生异常。

临床研究表明，通过艾灸太冲穴，可以疏解负面情绪。胸部在足部的反射区为太冲穴所在的位置，按压此穴同样可缓解心胸的不适感。

在艾灸时，用艾灸条回旋灸太冲穴10分钟，既可补肝血之不足，又能疏肝气之失调，还能调理气血阴阳之紊乱。

感冒初期，人们会有鼻塞、流鼻涕、头疼、咽痛、周身不适等症状，按揉太冲穴可以缓解感冒带来的头痛等不适，配合热水泡脚，能够加快感冒的痊愈。

合谷穴与太冲穴总称为四关穴，意即人体生命的关口。对于情志失调的人，按摩这两处穴位，肯定会很酸痛。这种酸痛能直接刺激经络系统，对人体产生良性的调节作用，使失调的情志恢复平衡，从而起到协助治疗疾病的作用。特别是工作和生活压力大、精神高度紧张的人群，可以试试这种按摩方法。

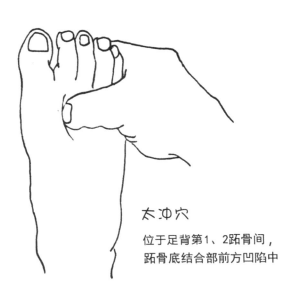

太冲穴

位于足背第1、2跖骨间，
跖骨底结合部前方凹陷中

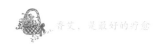

冬病夏治的艾灸之道

凡灸疟者，必先问其病之所先发者先灸之。从头项发者，于未发前预灸大椎尖头，渐灸过时止；从腰脊发者，灸肾俞百壮；从手臂发者，灸三间。

——《备急千金要方》

夏季是阳气最盛的季节，气候炎热而生机旺盛。此时是人体新陈代谢旺盛的时期，阳气外发，伏阴在内，气血运行亦相应地活跃起来。

夏天的特点是炎热，"热"以"清"之，因此，养阴清热是夏季养生的关键。

每年从六月份开始，气温越来越高，进入了在五行中属"火"的夏季；特别是七八月份的"三伏天"，更是阳光四射、酷热逼人。

根据中国传统医学"春夏养阳"的理论，此时正是补益人体阳气的最佳时机，许多在冬季多发、易发的寒症，完全可以利用这种

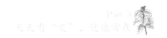

季节上的温差变化来"冬病夏治"。

中国古代先民多以农耕为作，脸朝黄土背朝天。因此，中医将背部、上身归之于阳，腹部、下身归之于阴。

人体两大阳经——督脉和足太阳膀胱经，就主要走行于背部。

大椎穴

大椎穴，古人又称它为百劳穴，顾名思义，就是该穴能解身体各种劳累。

我们的身体尤以上背部近头颈部阳气最盛，为阳中之阳，而大椎穴便是这阳中之阳的重要穴位之一。

同时，大椎还是手足三阳经与督脉的交会穴，所以艾灸大椎穴，就能够贯通手足各条阳经之气。它既可清热解毒，又能通阳解表；既可治疗各种热证、阳证、实证，驱邪外出，又能治疗各种寒证、阴证、虚证，强身壮体。

明代医学家张介宾在其著作《类经图翼》中就曾指出，艾炷灸大椎穴即可治疗瘿气（甲状腺功能亢进症）。

在《备急千金要方》中也有关于艾灸大椎穴的记载："眼暗，灸大椎下，数节第十当脊中，安灸二百壮，惟多为佳，至验……肺

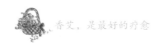

胀胁满呕吐上气等病，灸大椎并两乳上第三肋间。"讲的就是艾灸大椎穴治疗不同病症的方法。

　　一般灸疗时，将艾条点燃，高悬于大椎穴上4厘米处，灸15分钟；或者用手掌心按揉大椎穴10次，以局部有温热感为宜。同样能够达到缓解疲劳的作用。

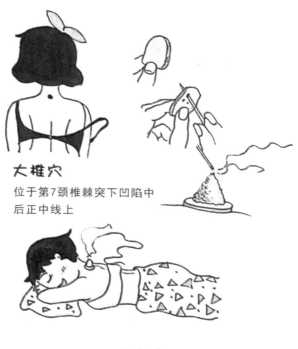

大椎穴
位于第7颈椎棘突下凹陷中
后正中线上

风门穴

　　风门穴，是足太阳膀胱经的"经穴"，是人体抵御以风邪为首的各种病邪的一道重要屏障。此门一开，病邪长驱直入；此门紧闭，可保身体平安。

　　魏晋名医皇甫谧在《针灸甲乙经》中就曾说过，头痛、鼻塞、打喷嚏、流鼻涕等症状，艾灸风门穴即可解决。

　　在中医理论中，经常将侵袭人体、诱发疾病的外在因素，分为风邪、寒邪、暑邪、湿邪、燥邪、火邪六类，称之为"六淫"，其中风邪位居首位。例如感冒，就时常被称之为伤风。此外，风邪还非常喜欢与其他病邪结伴而来，比如风寒、风热、风温、风湿等，诸如此类即是例证。

　　风邪侵犯人体，五脏中的肺以及肺所主管的皮肤往往首当其冲，所以在现代疾病谱中，各种过敏性疾病日益增多，例如急慢性湿疹、支气管哮喘、过敏性鼻炎、皮肤瘙痒等，而中医认为这些都与风邪有关。

　　所以艾灸风门穴，不仅可疏风解表、宣肺透邪、抵御外邪，还能增强和调节人体免疫功能，预防疾病的发生。

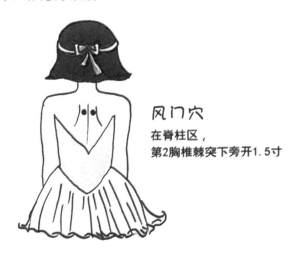

风门穴
在脊柱区，
第2胸椎棘突下旁开1.5寸

秋季调理脾胃要防寒

灸三里可使元气不衰，故称长寿之灸。

——《针灸真髓》

秋季，指阳历八、九、十月三个月份，包括立秋、处暑、白露、秋分、寒露、霜降六个节气。秋季处在夏火和冬水之间、人与自然阴阳转换之时，故二十四节气中有"秋分"一气，寓意天地之中阴阳各半、夏冬之分。

秋季，暑夏的高温已降低，人们烦躁的情绪也随之平静，且秋风带来秋季宜人的景色，此时切勿因眼前的美景而忽视了养生。许多因素往往在不经意间影响着身体健康，且夏季过多的耗损也应在此时及时补充，所以秋季亦应特别重视养生。

俗话说："一夏无病三分虚。"立秋过后，气温逐渐由升温转成降温，气候虽然早晚凉爽，但人极易倦怠、乏力。因此，随着夏

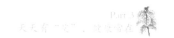

去秋来、酷暑渐去，人体养生保健的重点，也必须按照"天人相应"的原则，由养阳向养阴过渡，并为以后的冬令进补做好准备。

然而，五行中秋季属金，此时气候干燥、水分缺乏，最易伤肺，是呼吸系统疾病的多发季节，所以此时既不可贸然进补，又要预防各种疾病的发生，关键是要调益肺气，提高和强化人体的免疫功能。

根据五行中"实者泻其子，虚者补其母"的理论，生金须培土，补肺须健脾，通过增强人的饮食、消化与吸收功能，尽可能多地为机体摄取所需要的各种营养物质。一方面可以弥补因夏季高温机体新陈代谢旺盛所造成的营养损耗和缺失，另一方面又为冬季储存好充足的能量。

足三里穴

历代医家把足三里作为治疗久病体虚、强身保健的第一要穴。足三里穴是足阳明胃经的主要穴位之一，也是非常重要的长寿穴位，身体虚弱的人，平时可以通过艾灸足三里来进行保健。

中医认为，按摩足三里有扶正祛邪、调理脾胃、补中益气、通经活络等作用。要缓解秋乏可以多按按足三里。

女性平时多艾灸足三里穴，能够有效地缓解痛经，起到补益气血、暖宫调经的作用。

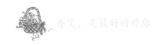

若要健运脾胃，首穴非足三里不可。它能补能泻、可寒可热，不仅能够疏经通络、消积化滞、祛风除湿，而且可以健脾和胃、益气生血、防病保健、强身健体。

可以说，上至呼吸道疾病，中到消化功能紊乱，下至尿路感染、月经不调，足三里穴都是至关重要的一环。

因此，足三里穴是人体诸多经穴中最具有养生保健价值的穴位之一，被誉为养生保健"第一要穴""长寿穴"。连日本都有"不与不灸足三里者同行"的说法。

若能经常温灸足三里穴，每次15分钟，可促进体内经气的流动，延年益寿。平时也可以每天用食指按压足三里穴20次，以局部有较强的酸胀感为宜，亦可达到不错的效果。

丰隆穴

秋季艾灸养生，还可将足三里穴与丰隆穴配合使用。

丰隆穴，具有调和胃气、祛湿化痰、通经活络、补益气血、醒脑安神等功效，是古今医学家公认的治痰之要穴。

丰隆穴位于小腿前外侧，这个穴位较敏感，所以在按摩此穴时可能会有轻微的疼痛感。丰隆穴属于足阳明经的"络穴"，所谓"络穴"就是络脉之穴，主联系各条络脉。

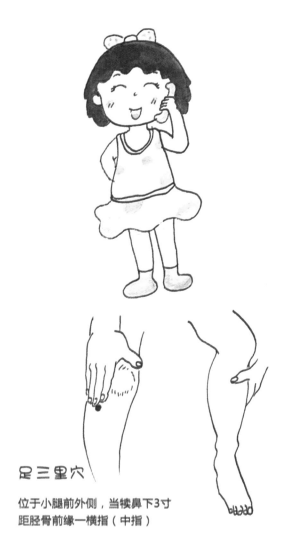

足三里穴

位于小腿前外侧，当犊鼻下3寸
距胫骨前缘一横指（中指）

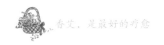
　　所以，丰隆穴可沟通阳明、太阴两经，手足阳明经属阳，根据走向关联到脏腑中的胃与大肠；手足太阴经属阴，根据走向关联到脏腑中的肺与脾。

　　两经互为配合，则胃、大肠、肺、脾四者相通，一荣俱荣，一损俱损。因而灸治该穴，既能治手太阴肺经的感冒、咳嗽、咯痰、气喘、咽痛等疾病，又可疗足太阴脾经的食欲下降、营养不良、便秘、

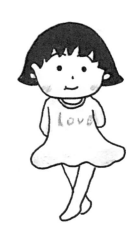

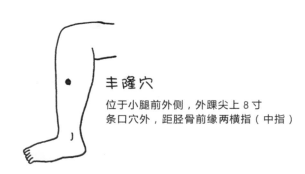

丰隆穴

位于小腿前外侧，外踝尖上 8 寸
条口穴外，距胫骨前缘两横指（中指）

泄泻等疾病。

中医认为，秋季主肺、主燥、易伤津化痰，而"脾胃为生痰之源，肺为储痰之器"，故要化肺中痰液，应先运胃中水谷；而丰隆穴就具有此等功效，若要以一词来概括丰隆穴的特长，便是"化痰"。

灸疗时，每次15分钟。除了艾灸疗法之外，还可以用食指指尖点按丰隆穴30次，同样能够起到化痰、止咳等作用。

调理脾胃的精油配方

材料：

姜精油…………1滴

肉桂精油…………1滴

茴香精油…………1滴

薄荷精油…………1滴

基础油…………10毫升

方法：

在基础油中滴入纯精油，制成按摩油。从上往下按摩腹部，手往上时用力需轻，往下时用力稍重。

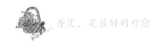

冬季艾灸最驱寒

霍乱吐泻……尤宜灸上脘、中脘、神阙、关元等穴。

——《针灸资生经》

民间有谚语："家有三年艾，郎中不用来。"艾火之力，直接作用于经络和穴位，刺激相应的脏腑，有疏通经络、驱寒疗疾、强身健体之功效。

冬季人体阳气最弱，鼻炎和肠胃不适等旧疾容易复发，正是最适宜艾灸的时节。

在中国传统医学理论中，冬季属阴、五行属水、主收藏，是一年中阴气弥漫、阳气微弱的时候，此时人与自然界均处在收敛封闭、潜藏休养的状态。所以，冬季也就成了最适宜人们进补的时期。

按中国人的习惯，从每年的冬至，到来年的立春或春分，都会适当服用些补品。其实，艾灸也可以进补，而且是一种非常好的进补方法。

冬季艾灸可疏通经络、调理人体的阳气，以达到预防早衰、防治疾病的目的。

中医所说的进补无非就是两件事：补先天之精、益后天之气。然先天之精，由禀赋而定，也就是天生的；后天之气，为水谷所化，说得直白一点，就是指人的生活规律、饮食作息。

因此最重要的是要补益后天脾胃之气，就如宋人张耒所讲"大抵养生求安乐，亦无深远难知之事，不过寝食之间耳"。

中脘穴

中脘，又名太仓，是胃之"募穴"。古时"募"与"幕"字相通，是募结的意思，故经络学说中的"募穴"，是指经气结聚的地方。

因此，中脘穴最能反映胃的运化功能。

若胃的受纳出现障碍，就会影响人的消化、吸收和代谢功能，导致机体营养不良、各项生理机能减弱，故中医有"得胃气者生，失胃气者死"的说法。

用温和灸灸疗中脘穴，一般艾灸15分钟，长期坚持下去，即能调胃和中、补虚益气、健脾化湿，改善消化功能，促进各种营养物质的吸收与代谢。

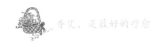

不仅在宋人王执中的著作里提到霍乱止泻、消化不良可艾灸中脘穴，在孙思邈的《千金翼方》中也有"霍乱长鸣、腹痛胀满则艾灸中脘穴"的记录。

平时自己可以每天用食指指腹揉按中脘穴30次，也可达到不错的效果。

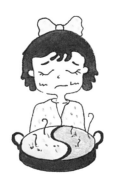

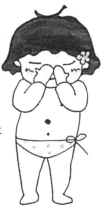

中脘穴
位于上腹部，前正中线上
当脐上4寸

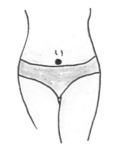

气海穴

位于下腹部，前正中线上
当脐下1.5寸

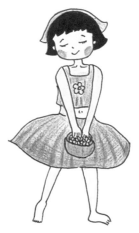

气海穴

　　凡天地之中江河湖水最后汇聚之处，才能称之为海；人身之中，诸气诸血相聚部位，方有资格被誉为"气海"或"血海"。

　　气海穴，乃生气之海，大气所归，是肾气、精元之气汇集的地方。肾中之气乃人之元气，来自于父母的遗传，又经过脾胃后天的滋养，所以存储于此。肾气在经络中运行，前走任脉从而生其阴，后走督脉才能壮其阳。

所以艾灸此穴，能够滋阴壮阳、健脾益肾，让气血生生不息。所以《铜人腧穴针灸图经》记载："气海者，是男子生气之海也。"

另外，中医认为有形之血难以速生，无形之气可以急补，所以人之虚损，补气为先；补气之穴，气海为先。

《黄帝内经》认为"正气存内，邪不可干""邪之所凑，其气必虚"，正是因为湿邪是万病之源，体内气血充盈，才能抗邪祛湿，所以气海穴对湿邪为患、气机不畅所导致的各种疾病均有疗效。

临床研究表明，温和灸气海穴20分钟左右，每天1次，能起到补益元气、防病保健的效果。

灸后再以并拢的食指和中指按揉气海穴100次，则效果更好。

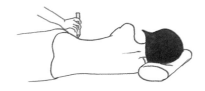

Part 4

女人"香芙"，
一生温暖

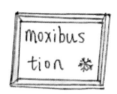

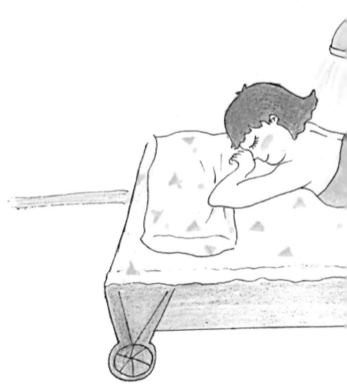

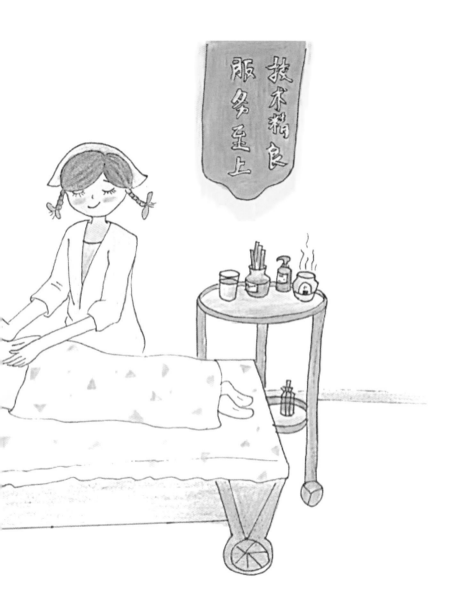

现代女性为何需要艾灸养生

凡人年三十以上，若不灸三里，则令人气上眼暗，以三里下气。

——《外台秘要》

现代女性承担了越来越多和男性一样的高负荷工作，身体负担增加，再加上不规律的作息、饮食和穿衣习惯，都会引起女性亚健康的问题。

什么是亚健康呢？亚健康就是指人体处于健康和疾病之间的一种状态。在中医理论中，男性属阳，女性属阴，女性多有寒症，再加之不注意保暖，就会出现气血不足、气血淤滞、漏精漏气漏神、经络不畅等问题。虽然说亚健康不是什么大病，但确实是不健康的一种表现。如果积累下去，就会积劳成疾。可以说，亚健康就是疾

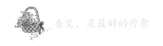
病的早期阶段，尤其是现代女性，面临工作、家庭的双重压力，导致普遍处于亚健康状态。

这个时候，如果我们懂得艾灸或者了解艾灸疗法的机理，就能对自身进行调养，做到"大病早预防，小病不出门"。

为什么说艾灸疗法适合现代女性呢？

首先，艾灸所用的艾草是纯阳植物，补充人体阳气最好的方法就是艾灸，其对改善女性的寒性体质特别有效，特别是手脚冰凉、宫寒、胃寒等症状。艾灸通过热力把阳气传到体内，把寒湿驱赶出来，使身体阴阳得以平衡。

其次，艾灸是通过疏通经络、调理气机，从内部为我们的身体补充阳气。阳气充足了，抵抗力就会增加，不容易被疾病入侵，身体自然健康。现代女性因为缺乏运动，很多人都有经络不通畅的现象，表现在指端寒冷、身体容易发麻等，通过艾灸可以疏通经络、理气活血。

另外，艾灸还可用于面部和身体的综合调理，有助于美容养颜，使皮肤红润细腻有光泽。

所以说艾灸是非常适合现代女性的养生保健方法，有病则祛病，无病则有益身心。女性常做艾灸可以使精力充沛，改善皮肤状况，并能改善更年期症状，延缓衰老。

温馨
小贴士

事半功倍的"亚健康香艾疗愈法"

艾灸之前先用芳香精油开穴按摩 10 分钟，再使用艾条在穴位上进行灸疗，两者结合可以起到疏经活络、畅通血脉、安抚情绪、舒缓压力、消除疲劳、促进睡眠等效果。

1. 巧用芳香植物

气味相近、植物科属相似或是挥发速度差不多的精油，都可以互相搭配，制成复方精油。使用复方精油的好处在于，功能类似的精油互相调配，可增强功效；功能差异大的精油互相调和，可扩大治疗范围，好比中药也很少用单方。

一次使用两三种不同的精油，对于一些气味较不好闻却具有疗效的精油，也可借由其他芳香精油的香气来调和不好闻的味道，让人在使用的时候更为舒适。

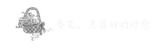

2．复方精油调制法则

精油需要经过基础油稀释调和后才能使用，精油的分子量很小，经过按摩能很快被皮肤吸收渗入体内。取薰衣草精油、柑橘精油、姜精油、保加利亚有机玫瑰精油各 1 滴，并混合基础油，使之混合成复方精油。

3．涂抹方法

按摩最好的时机就是在刚洗完澡时。按摩时，力道可视需要而有不同，较快较重的按摩如搓揉、拍击，可提振精神；轻柔地抚触、按压，则可帮助睡眠。

4.对缓解亚健康状况有效的芳香精油

薰衣草精油

薰衣草被称为"百草之王"，用其作香氛可安神定志，镇静止痛。《精油全书》中就介绍了薰衣草精油有安抚情绪，舒缓头痛，改善睡眠的作用。

另外，薰衣草精油也对情绪紧张、压力大或烦躁引起的高血压有舒缓作用。薰衣草作为复方精油中的经典成分，还可以协同其他精油发挥效果。

产于普罗旺斯的高品质薰衣草，可提炼出最纯粹、浓郁的薰衣草精油。

薄荷精油

《本草新编》记载：薄荷能"入肺与包络二经，亦能入肝、胆"。其亦有良好的提神醒脑功效。《千金·食治》就提及薄荷主辟邪毒，除劳弊。

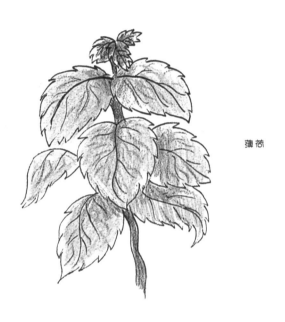

薄荷

乳香精油

乳香是一种淡雅清香的树脂，过去常常被用于熏香和医疗。阿曼苏丹国是乳香的古老产地，古时乳香的价值曾经等同于黄金，是统治者权力和财富的象征之一。

在古埃及的象形文字和中国的古代医书中都有关于乳香的记录。考古学家在埃及法老王图坦卡门的陵墓中，发现了一个密封的陶罐，里面装着超过3000年却依旧散发香气的软膏。经过分析，发现其主

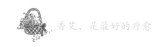
乳香

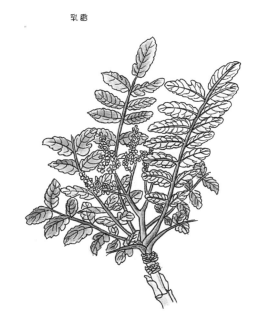

要成分就是乳香。在避光、隔绝空气、减少震动的情况下，乳香精油永不过期。

乳香精油最大的作用在于其能缓解经前期综合征，并能改善肌肉酸痛、皮肤老化的状况。在泡脚的时候，在热水中滴入几滴乳香精油，可以起到活血通络的作用。

葡萄柚精油

葡萄柚起源于亚洲，它是人工种植的树种。其精油可以抗抑郁，使人恢复精神，是季节性情绪失调的调节剂，有促进淋巴循环的作用。而且葡萄柚精油十分适合油性皮肤，对皮肤具有滋润作用。

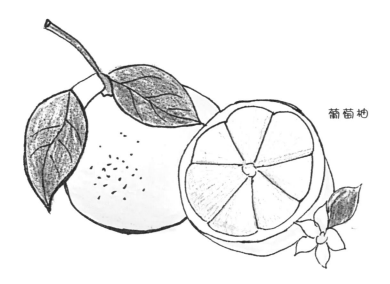

葡萄柚

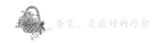

马鞭草精油

《精油全书》中介绍了马鞭草精油有减压的作用。这种精油有助于舒缓紧张情绪，使人感觉放松，有改善失眠的作用。

罗马人把马鞭草看成是女神给予人类的一种赏赐，因此他们相信马鞭草是一种爱情药，可以重燃已经失去激情并逐渐逝去的爱情。

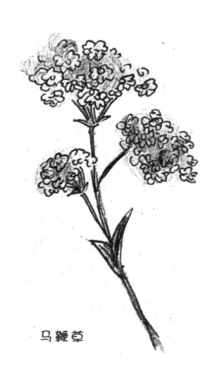

马鞭草

艾灸扶阳，远离体寒

> （艾叶）能回垂绝之元阳，通十二经，走三阴，理气血，逐寒湿，暖子宫。
>
> ——《本草从新》

中医认为女性多属寒性体质，夏天的时候一般没有什么问题，但是很多女性到了冬天手脚就会变得冰冰凉凉，到了例假的时候则更加痛苦……

向我咨询的女性，大致分为两类：一类是年纪轻轻的小姑娘，她们不是月经不调，就是痛经，要么就是满脸的青春痘；还有一类是40岁以上的女性，她们临近更年期，各种问题都找上来了。

女性体寒会怕冷，在冬天就会出现手脚冰冷的现象。女性体寒危害大，会引发各种各样的疾病。

体温低会造成体内循环系统无法正常运行，导致身体无法正常代谢，得了病后，恢复得也慢。

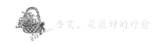

女性为阴柔之体，最大的问题为阳气不足、体质过寒，加上现代女性多数不怎么爱运动，很多女性都有经络不通畅的现象，很容易手脚冰凉、宫寒、胃寒……

经络不通，身体处处淤堵，烦恼就来了。而补充人体阳气最好的方法就是艾灸，对改善女性的寒性体质非常有效。

艾灸时女性最容易出现艾火传导的现象，也就是感觉热力在全身走窜，这说明阳气在沿着经络蔓延，打通身体的穴道，从内部为身体补充阳气。

阳气充足了，人的抵抗力就会增强，不容易被外邪入侵，身体自然健康。

还有一个有意思的现象，很多较胖的女性，经过一段时间的灸疗，体重也会下降。这说明阳气足了，身体有足够的能量，于是开始"大扫除"——排毒清淤。这也就能够理解为什么艾灸能够改善气色，使皮肤红润细腻有光泽。

很多女性特有的疾病都可以通过艾灸来治疗，平时自灸也是极其重要的保健养生方法。

常做艾灸，可以益气行血、散寒除湿、调和阴阳、扶正祛邪，而肌肤问题，例如黑眼圈、浮肿等自然迎刃而解。

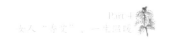

女性属阴，以血为用

肝受血而能视，足受血而能步，掌受血而能握，指受血而能摄。

——《黄帝内经·素问》

女性与男性最大的区别，就是具有"经、带、胎、产"的生理功能。

正常的生理周期、生儿育女，这些都需要气血的滋养，所以中医有"女子以血为本"的说法，无论是想要身体健康还是美容养颜，都离不开阴血。

阴血不足是很多女性都面临的困扰，主要表现为畏寒、腰膝酸软、双腿发麻、脸上长斑以及脸色不好等症状。如果你出现了这种情况，那么很有可能就是身体的阴血不足了。

许多向我咨询的女性，都有面色苍白、神疲乏力、畏寒怕冷、月经稀少、性欲低下、卵巢早衰等症状，导致这些症状的一个非常关键的原因，就是体内气血不足，尤其是阴血虚亏。

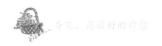

而女性滋阴养血效果最佳的灸疗穴位，大都位于腹部和下肢，因为腹部和下肢属阴，是任脉和足三阴经起始和汇聚之处。

拿任脉来说，它位于人体的前正中线，"任"有担任、妊养之意，与全身的阴经相连，故有"总任诸阴"之说，与女子的"经、带、胎、产"关系也最为密切。

任脉从会阴穴出来，沿着腹部上行，所以艾灸腹部任脉，就是要从根本上保证任脉的气血充盈。

在中医的理论中，肺、脾、心、肾、肝这五脏都归属"阴"，任脉就是联系阴经、五脏和血脉的主干线。

就如同一个泉眼，只有保证泉眼源源不断地提供泉水，四通八达的水系自然能够供应身体各个部位的需求。

所以任脉通畅了，全身都舒服，而任脉经气不顺畅时，症状则主要出现在胸腹、生殖器官及咽喉部。女性最怕寒、湿、风，稍微有点凉，就容易出现下腹坠胀的症状，引起各种炎症。

古代道家有个养生秘法，就是每晚睡觉前，将双手搓热，把手掌的劳宫穴对准下腹的关元穴，意守此处，然后慢慢入睡。

因为劳宫穴属火，而关元穴也属火，这两把火加在一起，能够温补任脉之阴。

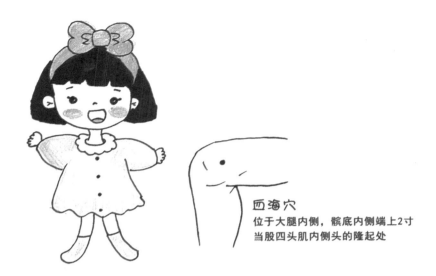

血海穴
位于大腿内侧，髌底内侧端上2寸
当股四头肌内侧头的隆起处

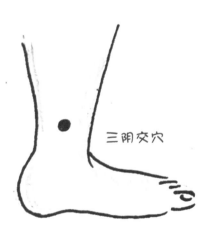

三阴交穴

位于小腿内侧，当足内踝尖上3寸
胫骨内侧缘后际

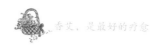

每周温和灸关元穴 3 次，也能给任脉"添把火"，让气血更充盈。

总之，腹部和下肢的穴位中，名字含"血""气""阴""三"的，如血海穴、三阴交穴、阴陵泉穴、气海穴、足三里穴等，都能够益气养血，是适合女性艾灸的穴位。

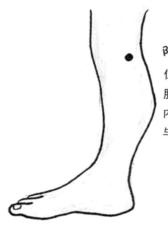

阴陵泉穴

位于小腿内侧
胫骨内侧踝下缘与胫骨
内侧缘之间的凹陷中
与阳陵泉相对

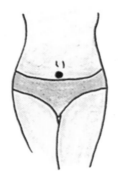

气海穴

位于下腹部，前正中线上
当脐下1.5寸

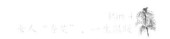

属于女人的艾灸秘穴

女人漏下赤白及血，灸足太阴五十壮，穴在内踝上三寸，足太阴经内踝上三寸名三阴交。

——《备急千金要方》

中医认为，色不衰身体健，离不开气和血。以气带血，以血养气，阴阳平衡，人才能健康而无疾。

女性体质多为阴性，容易因寒凉而生病。寒邪进入身体后，消耗掉女性体内本就不多的阳气，使得血液循环不畅，脏腑得不到滋润。

经常使用艾灸疗法，灸三阴交穴和气海穴，可以补充女性体内的气和血，从而达到气血通达、身体舒畅、各个功能器官运转正常的状态，让女性留住美丽的容颜，淡去岁月留下的痕迹。

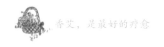
三阴交穴

三阴交穴是一个能活血化淤的穴位，是脾、肝、肾三条经络的交会穴位，对于女性朋友来说更是"健康益友"，妇科病的"灵丹妙药"，有人还把它称作是"女三里"。经常按摩三阴交穴，能起到补气养血、强身健体、延缓衰老的作用。

三阴交穴属脾经，是肝、脾、肾三条阴经交会的穴位，所以叫三阴交，也正是因为它位于三经交会的重要位置，所以刺激三阴交穴可同时调动肝、脾、肾三脏。

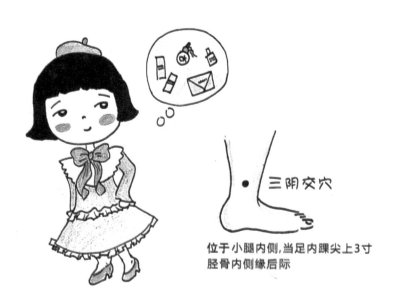

三阴交穴

位于小腿内侧，当足内踝尖上3寸
胫骨内侧缘后际

脾为气血生化之源，肝主藏血，肾为先天之本。这就决定了三阴交穴对女性气血的生成和运行，起着举足轻重的作用。

人体的健康活力都需要精血的滋养，而女性特殊"经、带、胎、产"的生理功能都与精血息息相关，更需要精血的滋养。

正所谓多一份精血，多一份美丽！三阴交穴不仅可以缓解女性各种病症，还能改善脸面的色斑、痤疮、皱纹，缓解皮肤干燥、粗糙、瘙痒等症状。所以，无论是针灸还是按摩，几乎都会用到三阴交穴。

平时自己常常按揉这个穴位，既可健脾益血，调肝补肾，还可安神、促进睡眠，何乐而不为？但是有一点要注意，孕妇禁针三阴交穴，否则易致流产。

气海穴

《旧唐书》上说，唐代有一个名叫柳公度的人，擅长养生，80岁高龄却神采矍铄，步履轻盈。有人向他请教养生秘诀，他说："我只是经常艾灸气海穴，使之常温。"由此可见艾灸气海穴的重要性。对于女性而言，气海穴更是必不可少。

气海穴，位于任脉，如同气之海洋，故名气海。气海穴所在之处，也是女性子宫所在之处，宫寒血淤则众病丛生，宫暖血畅则一身轻松。

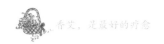

三阴交穴和气海穴是女性必灸的保健穴，就如同汽车中的离合器和加油器，这两个穴位能够保证女性身体的正常运行。

临床上的许多女性疾病，像月经不调、阴道出血、闭经痛经、不孕不育、子宫下垂、会阴瘙痒、产后贫血、恶露不尽、白带异常、黄褐斑、肥胖、失眠、便秘、血管神经性头痛、慢性盆腔炎等，乃至泌尿、生殖、消化、神经、内分泌等系统的功能紊乱与失常，都可通过三阴交穴、气海穴的调节作用，得到减轻和缓解。

例如有些女性月经来临时，常出现小腹胀痛、腰部酸软、经血排泄不畅等症状，此时温和灸三阴交穴、气海穴，这些不适很快就可以得到缓解。

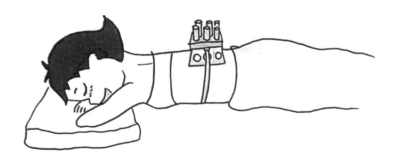

调理月经的精油配方

材料：

香紫苏精油⋯⋯⋯⋯2 滴

薰衣草精油⋯⋯⋯⋯1 滴

基础油⋯⋯⋯⋯⋯⋯30 毫升

方法：

把精油混合并充分搅拌，每天用此复方精油按摩腹部 5 分钟。

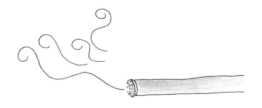

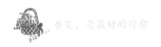
胎位不正，艾灸帮你矫正

灸法，治横生逆产，诸药不效，灸右脚小指尖头三壮，炷如小麦大，下火立产。

——《世医得效方》

胎位异常一般指妊娠30周后，胎儿在子宫体内的位置不正，较常见于腹壁松弛的孕妇和经产妇。胎位异常包括臀位、横位、枕后位、颜面位等。以臀位多见，而横位危害最大。由于胎位异常将给分娩带来不同程度的困难和危险，故早期纠正胎位，对难产的预防有着重要的意义。

古书中的"横生逆产"也就是我们常说的胎位不正。正常的胎位应该是胎儿头向下，脸与母亲相背，双手交叉于胸前，两腿盘曲。

胎儿在妈妈肚子里屁股向下、腿向下、背向下等都属于胎位不正。胎位正不正关系到能不能顺利生产，所以不少准妈妈在被告知胎位

不正的时候容易惊慌失措。其实胎位不正在医生的指导下，采用一种相当简单的方法就能够纠正过来，那就是艾灸至阴穴。

许多古代医书，如《世医得效方》《针灸资生经》《备急千金要方》等均有关于此法的记载。"右脚小指尖头"即是至阴穴所在的位置。

临床研究表明，用温和灸或雀啄灸至阴穴可兴奋垂体—肾上腺皮质系统，可促进肾上腺皮质激素的分泌，从而增加子宫活动，同时令胎儿活动也有所增强，这样有助于胎位的自动转正。

但必须指出的是，并非所有的胎位不正，都能使用艾灸来纠正，有些特殊情况如产道狭窄的孕妇，就不宜使用这种方法。

使用灸疗至阴穴的产妇，也应等到胎儿满8个月后，因为8个月以前胎儿较小，在子宫里的活动空间比较大，即使艾灸纠正了胎位，胎儿也有可能又转回去。

操作时，必须找到至阴穴的准确位置，然后由医师持艾灸条或温灸器，对准穴位施灸，一般每天艾灸1次，每次20分钟，一周之后应去产科复查。

如果在灸治过程中孕妇自我感觉胎位已发生变化，也可提前进行产科检查。当胎位被纠正后，需请产科医生采取一些措施，以确保胎位不再发生改变。

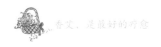

宫寒影响怀孕

夫寒冰之地，不生草木，重阴之渊，不长鱼龙，胞胎寒冷，何能受孕哉！

——《辨证录》

冬天时，天寒地冻，百木凋零，花鸟虫鱼统统不见踪影。在一个没有暖气的屋子里，一般人肯定待不住，为什么呢？

冷啊！一个道理，子宫就相当于胎儿的房子，这个房子太冷，冻得人缩手缩脚的，胎儿肯定受不了。这也就是《辨证录》中所说的宫寒则易造成不孕。

正所谓："十女九寒，体寒多病。"如今，很多女性朋友对自己的身体状况并不了解，在生活当中也不懂得怎么去调理自己的身体。

经常看到大街上的女孩子穿得"美丽冻人"，露脐装、露腰装、低腰裤、大领口，看起来婀娜多姿，但我忍不住担心，这些女孩子

日后的"孕气"可能会受到影响。

如今生活水平提高，天热的时候空调每天都吹；冰箱里的食物每天都吃；下雨飘雪也阻止不了我们吃冰激凌的热情；各种药物、食物减肥方法层出不穷。不知不觉中，寒、凉、湿已侵入体内，逐渐影响我们的健康。

所谓宫寒，是指妇女肾阳不足，胞宫失于温煦所出现的月经失调，下腹坠胀、疼痛、得热则缓，白带多，舌苔薄白，脉沉紧为主要症状者。

肾为先天之本，是人体生殖发育的根源，也是五脏六腑机能活动的原动力。肾阳即命门之火，是一身阳气的根本，肾阳有温煦形体、促进生殖发育的职能。

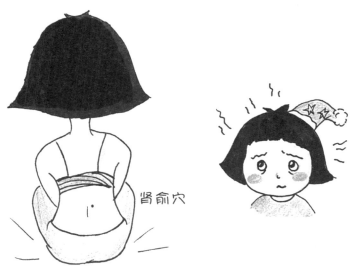

位于腰部，当第2腰椎棘突下，旁开1.5寸

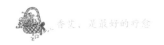
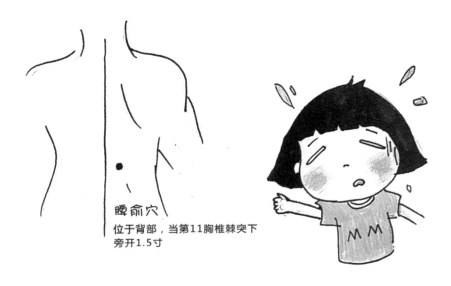

脾俞穴
位于背部，当第11胸椎棘突下
旁开1.5寸

　　寒湿、风邪入体，直接损伤肾阳之气，阳气受损不仅会影响女性气血的生成和运行，更易导致脏腑各种病症的发生。

　　在寒、湿的影响下，体内肾阳之气不足以抵抗，寒、湿"占领了"胞宫，血行不畅、气滞血淤，女性开始出现各种疾病。月经失调、痛经、白带异常、子宫内膜功能异常、输卵管粘连不通等，如此，怎么可能怀孕？

　　所以，治疗不孕的关键在于温煦胞宫、培补肾元、充足肾气，改善体内寒、湿的状况。

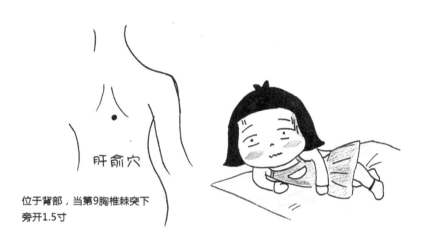

肝俞穴

位于背部，当第9胸椎棘突下
旁开1.5寸

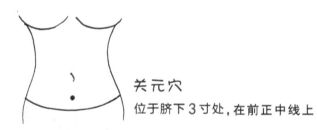

关元穴

位于脐下 3 寸处，在前正中线上

　　把艾灸条点燃放进艾罐中，艾灸肾俞、肝俞、脾俞、关元四穴，每穴 15 分钟，每天 1 次，可补肾元、充足肾气，益气生血；再辅以艾灸阳陵泉、丰隆、三阴交三穴，每穴 20 分钟，每天 1 次，可化痰逐淤，促进气血运行。

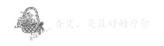

窦材灸——以灸养颜

保命之法，烁艾第一，丹药第二，附子第三。

——《扁鹊心书》

窦材是南宋时期的宫廷御医，他行医数十载，积累了丰富的医学经验。窦材常年行走在宫廷深院之中，服务于皇亲国戚、达官贵人，而这些人最渴望的便是青春永驻、延年益寿。正是这种特殊的身份，令窦材在灸疗的临床实践和理论研究上，尤其是在美容养颜、养生保健方面，取得了十分突出的贡献与成就。

关于窦材艾灸疗法高超的故事在民间口耳相传。据说有个人得了疬症，身受病苦不说，头发、眉毛全部脱落了，整张脸红肿得面目全非，双手双脚都是伤，新旧疤痕遍布全身。

窦材取艾炷灸疗患者两侧心俞、肺俞四穴各10炷，服中药当归、芍药、人参、威灵仙、南星等一料，仅两个月患者就痊愈。不仅须眉再生，皮肤还变得光滑细嫩，疤痕全无。

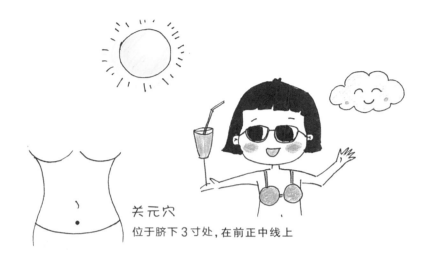

关元穴
位于脐下 3 寸处，在前正中线上

　　在不断积累经验的过程中，窦材发明了一种以其名字命名的独特灸疗方法——窦材灸，窦材专门选取了"关元""左命关"两穴，以达到滋阴壮阳、益气补血、悦颜泽容的效果。

　　关元穴归属于任脉，是男子藏精、女子存血的重要穴位，窦材取艾炷在此穴灸 300 壮。

　　正因为窦材艾灸疗法的神奇，后宫妃嫔争相讨好，以求灸疗。如今，神奇的窦材灸在家中即可操作。将艾条点燃，温和灸关元穴 15 分钟，即可以达到美容养颜的作用。

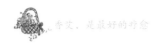

痛经

妇人阴中痛，少腹坚急痛，阴陵泉主之。

——《针灸甲乙经》

痛经是指妇女在月经期和月经期前后所出现的周期性下腹疼痛。发作时，下腹部常呈痉挛性疼痛和胀痛，同时可伴有面色苍白、冷汗淋漓、手足发冷、恶心呕吐等不适。原发性痛经者生殖器官往往无明显的器质性病变，而继发性痛经者大多有盆腔炎、子宫肿瘤、子宫内膜异位症等病史。

大部分痛经都与感寒凉有关，多为因寒致淤。如在月经之前或者月经期淋雨受凉、涉水遇寒、游泳、吃冷饮、喝冷水等都会引起血淤，进而导致子宫收缩，引起腹部疼痛。

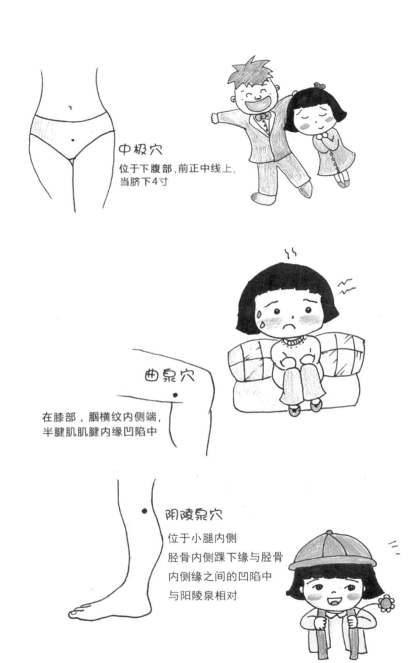

中极穴

位于下腹部,前正中线上,
当脐下4寸

曲泉穴

在膝部,腘横纹内侧端,
半腱肌肌腱内缘凹陷中

阴陵泉穴

位于小腿内侧
胫骨内侧踝下缘与胫骨
内侧缘之间的凹陷中
与阳陵泉相对

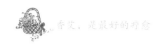

治则：

取中极穴、曲泉穴、阴陵泉穴三穴，温补肾阳、益气行血。

主穴：

中极穴、曲泉穴、阴陵泉穴。

操作方法：

月经来临前几天，可用温和灸或隔姜灸中极穴、曲泉穴、阴陵泉穴，每穴 10 分钟，每天 1 次。月经期间，每穴 15 分钟，每天 1 次。

缓解疼痛的芳香调养

材料：

甜橙精油··············1 滴

佛手柑精油··········1 滴

甜杏仁油·············10 毫升

方法：

在基础油中滴入纯精油，制成按摩油。取适量的按摩油涂于腹部并轻柔按摩。

温馨提示：

也可以选择有镇痛作用的罗马洋甘菊精油。

月经失调

暴崩不止，血海主之。

——《针灸大全》

月经失调也称月经不调，是妇科常见疾病，表现为月经周期或出血量的异常，其中包括经期提前、经期延后、月经先后无定期、经期延长、崩漏、闭经、经量过多、经色紫黑、不规则子宫出血，同时伴月经前、月经时的腹痛及其他的全身症状。

中医认为，月经失调多因经期感受寒湿、过食辛辣寒凉食物、郁怒忧思或多病、久病等内外因素引起的脏腑功能失调所致。由寒凉导致的痛经、月经失调，如果平时注意保暖，多喝些生姜红糖水，多吃温性的食物，就会好很多。

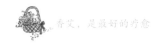

治则：

经血从胞宫而出，胞宫位于下腹部，受冲、任二脉所管，故首先可取任脉的关元穴，调整阴血源头；经血运行由肾气所控，因而可再取肾俞穴、血海穴滋补精气。

主穴：

关元穴、肾俞穴、血海穴。

操作方法：

每次选 3 穴，每穴隔姜灸 10 分钟。

如何利用精油缓解月经期的焦躁

材料：

罗马洋甘菊精油…………1 滴

茴香精油……………………1 滴

基础油………………………10 毫升

方法：

在基础油中滴入纯精油，制成按摩油。取适量的按摩油涂至腹部轻柔按摩。

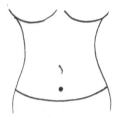

关元穴

位于脐下 3 寸处，在前正中线上

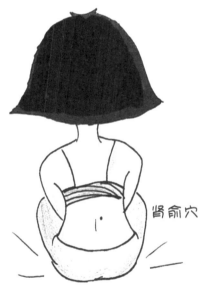

位于腰部，当第2腰椎棘突下，旁开1.5寸

肾俞穴

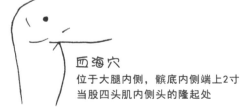

血海穴

位于大腿内侧，髌底内侧端上2寸当股四头肌内侧头的隆起处

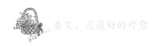

产后缺乳

产后缺乳指产后乳汁少或全无，不能满足哺乳的需要。多发生
在产后数天至半个月内，也可发生于整个哺乳期。多数情况下产妇
在分娩两三天后，就会有乳汁分泌，这时若是乳汁不多，属于正常
现象。但如果数天之后，产妇分泌的乳汁依然很少，甚至根本没有
乳汁分泌，这就是"缺乳"症。

缺乳常见的病因病机有两种。

一种是患者素体气血虚弱，又因产时失血耗气，乳汁化生乏源，
导致乳汁甚少或全无。

还有一种类型的缺乳是大家了解较少的，很容易被忽视，那就

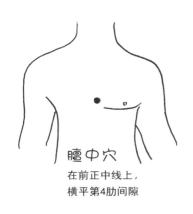

膻中穴
在前正中线上，
横平第4肋间隙

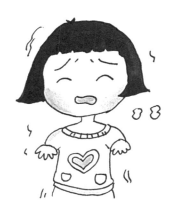

是肝郁气滞型缺乳。患者常因产后抑郁，肝失条达，气机不畅，导致乳脉不通，乳汁运行不畅，因而缺乳。这种情况不是化源不足，而是有乳汁但是排出不通畅。现在的生活条件好，因虚而致乳少的情况较少，盲目去补反而适得其反，越补，患者乳房胀痛感越甚，但是乳汁就是出不来。

乳汁乃人体津血所化，若女性脾胃虚弱、运化失常，就会津血不足，当然会缺乳。尤其女性在孕期和产后多食油腻或者进食补药过多，就会损伤脾胃，导致气机不畅。温润的艾灸疗法能够祛除体内痰湿、益气养血、滋养津液以增加产妇的乳汁分泌。

治则：

任脉总任一身之阴经，取与任脉相通的膻中穴可以补阴；小肠经络心、抵胃，心主血脉，脾胃为气血生化之源，选属小肠经的少泽穴可以通脉以通乳；肾藏精，精血同源，择肾经之起点涌泉穴以生精养血。

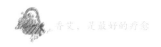
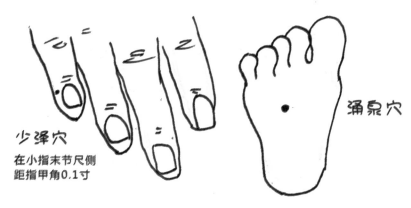

少泽穴
在小指末节尺侧
距指甲角0.1寸

涌泉穴

位于足底部，蜷足时足底前部凹陷处

主穴：

膻中穴、少泽穴、涌泉穴。

操作方法：

每穴灸 20 分钟为宜，每日 1 次。

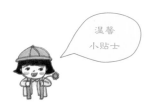

温馨
小贴士

事半功倍的"乳房香艾疗愈法"

乳房香艾疗愈法所选用的芳香植物、复方精油调制方法与涂抹方法与"亚健康香艾疗愈法"一致（内容见《现代女性为何需要艾灸养生》一节，P81 ～ 82）。下面介绍对乳腺健康有益的芳香精油。

有机玫瑰精油

乳腺问题多与情绪有关，玫瑰精油被称为"精油皇后"，是最能增进"女性化特质"的精油。玫瑰精油中的营养物质，经由皮肤和呼吸系统吸收，有助于调节身体内分泌，从而达到丰胸的目的。

此外，玫瑰精油还具有抗过敏、保湿的作用。对于因哺乳而产生的胸部皱纹也有很好的改善效果，并且可以起到嫩肤及淡化乳晕的作用。

茴香精油

茴香精油是女性丰胸的必备武器，它能促进乳房发育，使乳腺发达、乳汁分泌通畅，有很好的丰胸效果。'

如果有规律地使用茴香精油来按摩胸部，还能使乳腺保持通畅，可预防乳腺增生或纤维瘤。

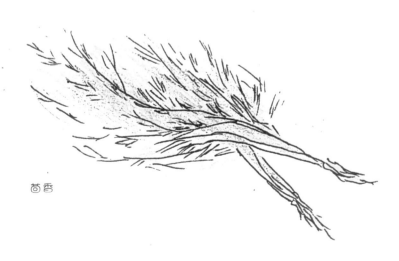

茴香

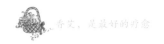

月见草精油

富含 Y-亚麻酸（是人体必需但又不能自制的脂肪酸，对人体生理功能有良好的调节作用）、镁、锌、维生素 C、维生素 E、维生素 B_6 等营养成分，能促进雌激素的分泌，让发育不良的乳房继续生长发育，有丰胸效果。

依兰花精油

它是保养乳房的"花中之花"，能疏通乳腺、调节激素分泌，为乳房提供营养，更能保持乳房的弹性。此外，依兰花的香气可稳定情绪，使人感到放松和平静。

薰衣草精油

它是复方精油中的经典调配成分，可以协同其他精油发挥很好的效果，同时起到抗过敏的作用，敏感肌肤同样可以使用。

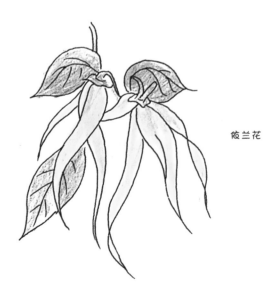

依兰花

美白祛斑

斑有色点而无头粒者是也。

——《丹溪心法·癍疹》

皮肤暗沉无光、长斑点等都会影响美观，雀斑是一种主要发生于面部的色素沉着性皮肤病，主要表现为浅褐色的小斑点，针尖至米粒大小，常发生于前额、鼻梁和脸颊等处。黑色素沉积过多则影响肤色，导致肌肤暗沉无光。

淤可致斑，祛斑要化淤。生活、饮食不注意导致寒湿入侵，则引起淤血内停。气血无法循环流通到皮肤颜面，不能供给营养，更无法带走皮肤中代谢的垃圾和有害物质。于是那些无法正常代谢出去的东西沉积在皮肤，就形成了斑点，或者影响了肤色。

117

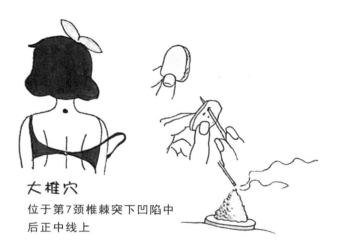

大椎穴

位于第7颈椎棘突下凹陷中
后正中线上

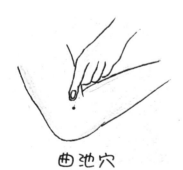

曲池穴

在肘区，当尺泽与肱骨外上
髁连线中点凹陷处
（尺泽穴：肘横纹上，肱二
头肌腱桡侧缘凹陷中）

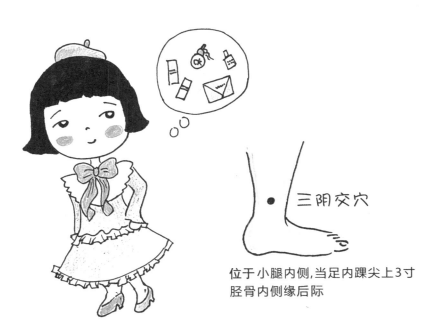

三阴交穴

位于小腿内侧,当足内踝尖上3寸
胫骨内侧缘后际

治则:

美白祛斑可先取大椎穴，促进血液和淋巴循环；辅以三阴交穴，增强皮肤代谢功能，加强对黑色素的分解与代谢；再取曲池穴，增强机体的排毒解毒功能。

主穴:

大椎穴、三阴交穴、曲池穴。

操作方法:

用艾灸盒灸以上穴位，每天 1 次，每次各穴灸 20 分钟。

习惯性流产

有屡孕屡坠者，由于气血不充，名曰滑胎。

——《叶天士女科全书》

习惯性流产是指连续 3 次以上在同一妊娠期内发生胎停育或死胎的疾病，属于不孕症的范畴，其病因相当复杂。

本病多由肾气不足、冲任不固所致。像这类问题，一般是由气血两亏引起，气血亏虚，再加上宫寒，造成受精卵不易着床；或是气血不足，不能保证胎儿的营养供给，就会出现胎停，或是流产。所以调理的根本是暖宫去寒，补益气血。对于女人来说，气血非常重要，一定要调理好身体后再怀孕，否则会发生恶性循环。

艾条温和灸对治疗妊娠 3 个月以内的早期习惯性流产效果较好，但是对妊娠 5 个月以上的习惯性流产效果差些。

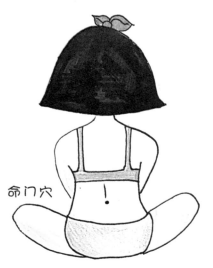

命门穴

位于腰部脊柱区，当后正中线上，
第2腰椎棘下凹陷处

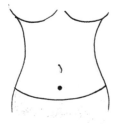

关元穴

位于脐下3寸处，在前正中线上

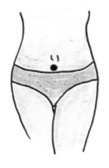

气海穴

位于下腹部，前正中线上
当脐下1.5寸

治则：

在其未孕前，应健脾补肾、益气养血，取命门穴补益肾气；取关元穴、气海穴滋阴养血，改善胞宫的血液循环和营养供应。

主穴：

命门穴、关元穴、气海穴。

操作方法：

温和灸以上穴位，每穴15分钟，每天2次。

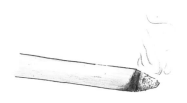

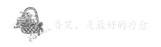

子宫肌瘤

任脉为病，女子带下瘕聚（即子宫肌瘤）。

——《黄帝内经·素问》

　　子宫肌瘤是女性生殖器官中一种较为常见的良性肿瘤，也是人体中最常见的肿瘤之一，又称为纤维肌瘤、子宫纤维瘤。它主要是由子宫平滑肌细胞增生所致，与体内雌激素功能紊乱有关，常发于卵巢功能较为旺盛的育龄女性，主要表现为月经过多、经期延长，或不规则阴道出血，并可伴有贫血、腹部肿块等异常。

　　如果体内痰湿积聚于胞宫，经久不散，则气滞血淤。当气血阻滞、痰淤积聚到了一定的程度时就可诱发子宫肌瘤。艾灸疗法能清除血淤、痰湿，对缩小子宫肌瘤及缓解疼痛症状有较好的疗效。

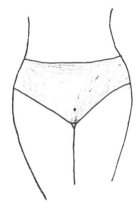

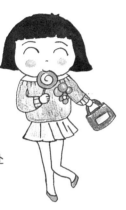

曲骨穴

位于下腹部，脐下5寸
耻骨联合上缘上方凹陷处

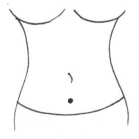

关元穴

位于脐下3寸处，在前正中线上

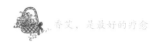
治则：

治疗该病重在益气活血、行气化淤，故可取曲骨、关元、子宫等穴，以行气调血、化瘀逐淤。

主穴：

关元穴、子宫穴、曲骨穴。

操作方法：

用隔姜灸法灸以上穴位，每穴 20 分钟，每天 2 次。

子宫穴

位于下腹部，当脐下4寸
前正中线旁开3寸

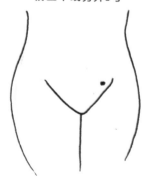

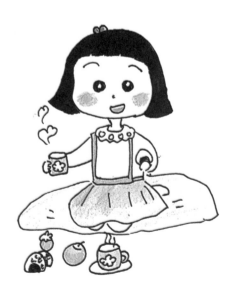

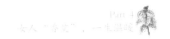

盆腔炎

女子禁中痒，腹热痛，乳余疾，绝不足，子门不端，少腹苦寒，阴痒及痛，经闭不端，中极主之。

——《针灸甲乙经》

盆腔炎是由病原体上行感染盆腔引发的炎症，盆腔的范围包括输卵管、卵巢以及周围的结缔组织，可以是一个部位单独发病，也可以是几个部位同时发病。其主要临床表现有高热、恶寒、下腹疼痛、白带增多、腰腹部坠胀、恶心等症状。

一方面，女性生殖器的特殊结构：女性外生殖器的外露部分有开口，与深藏于盆腔的内生殖器又是相通的，病原体很容易由此直接或间接上行感染子宫而引发盆腔炎。

另一方面，女性爱食冷饮凉食、贪凉、穿着不保暖等都会导致体内正气虚弱、湿热阻滞、气滞血淤。

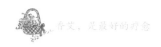

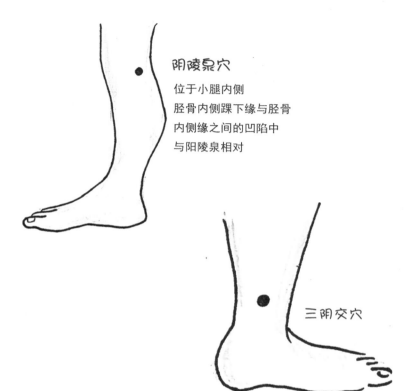

阴陵泉穴

位于小腿内侧

胫骨内侧踝下缘与胫骨

内侧缘之间的凹陷中

与阳陵泉相对

三阴交穴

位于小腿内侧，当足内踝尖上3寸
胫骨内侧缘后际

所以艾灸治疗重在清热利湿、行气活血。一般来说，施灸3次以上，腹痛会有所减轻，按疗程施灸，疼痛会逐渐消失。

治则：

可取中极、阴陵泉、三阴交等穴，既健脾祛湿，又益气强身，可增强机体的免疫功能。

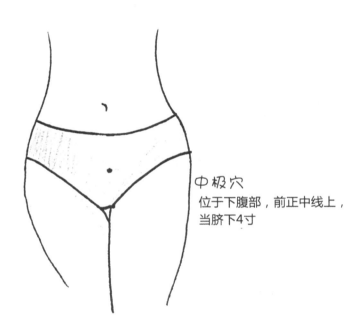

中极穴
位于下腹部，前正中线上，
当脐下4寸

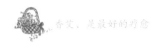

主穴：

中极穴、阴陵泉穴、三阴交穴。

操作方法：

温和灸以上穴位，每穴 15 分钟左右，每天 2 次。

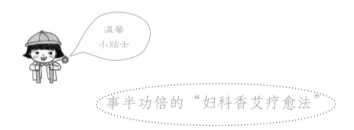

事半功倍的"妇科香艾疗愈法"

本疗法所选用的芳香植物、复方精油调制法制与涂抹方法与"亚健康香艾疗愈法"一致（内容见《现代女性为何需要艾灸养生》一节，P81 ~ 82）。下面介绍对女性有益的芳香精油。

柑橘精油

柑橘精油，大多数人都可以安心使用，是出了名的温和精油。《精油全书》中提及其能安抚焦虑，有祛妊娠纹的功效。

柑橘精油细致优雅的甜味，除了有独特的柑橘皮味之外，还带了少许幽幽花香。柑橘精油清新的气味还有提振精神的作用，常被用于平复沮丧与焦虑情绪。

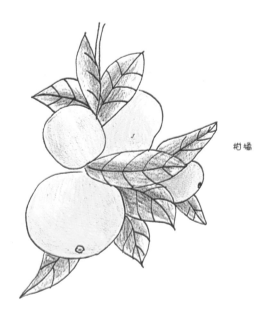

柑橘

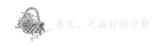

姜精油

姜几百年来都被广泛应用于民间膳食和中医治疗中，近年流行用姜根提取精油，使用姜根精油进行保健。

姜精油，能温热暖宫、调理月经。在《本草纲目》中就有姜"辛而不荤，去邪辟恶，温经散寒"的说法。

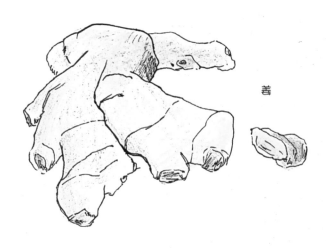

姜

Part 5

常见病，
"灸" 一下

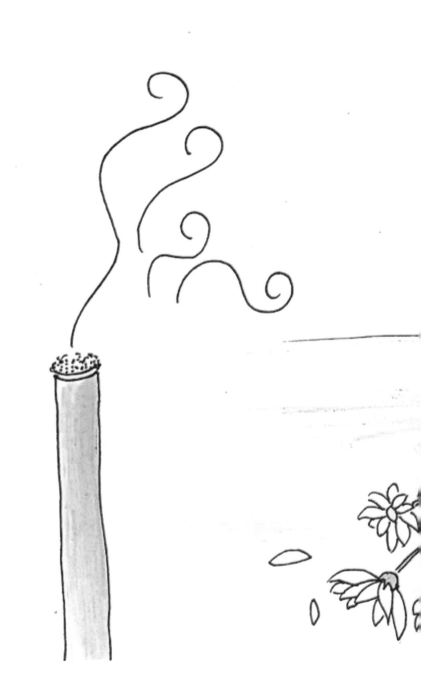

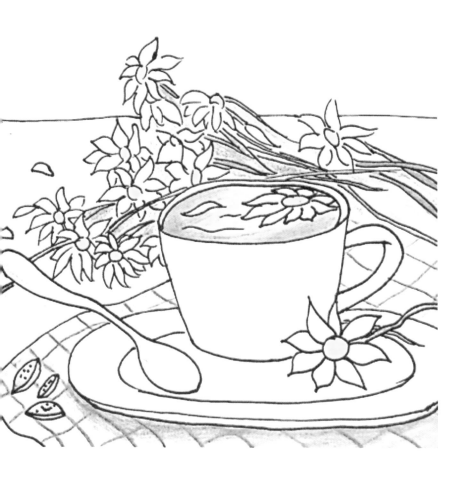

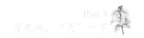

缓解压力

百会者，五脏六腑奇经三阳百脉之所会，故名百会。

—— 《会元针灸学》

心理压力即精神压力，现代生活中每个人都有可能体验到，心理压力总的来说有社会、生活和竞争三个压力源。压力过大、过多会损害身体健康。现代医学表明，心理压力会削弱人体免疫系统功能，从而降低机体的抗病能力。现代生活的压力，就像空气一样，无时无刻不在"挤压"着人们。

巨大的心理和生理压力常常会令人出现心脾两虚、肝肾阴虚、肝气郁结、气郁化火等异常，导致精神涣散、疲乏无力。

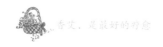

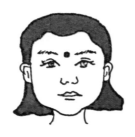

印堂穴
在额部
当两眉头连线中点

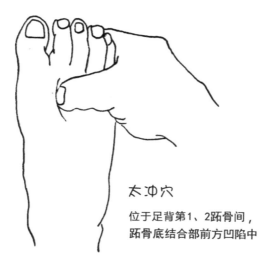

太冲穴
位于足背第1、2跖骨间，
跖骨底结合部前方凹陷中

中医认为，头为"诸阳之会"，只有清阳升腾于上，浊阴降落于下，方能维持人体尤其是头脑的清醒与敏捷。一旦清阳不升、浊阴不降，或肝阳上亢、心火妄动，或气血不足、肝肾阴虚，脑失所养，就会严重影响人体的健康。

治则：

清阳不足、脑失所养者，可灸百会、印堂两穴，升督脉之阳；辅以太冲穴，可清肝火、消怒气。

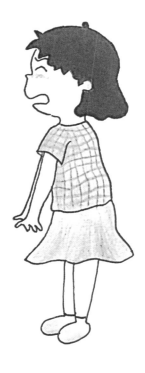

百会穴

位于头顶正中，后发际正中上7寸
当两耳尖直上连线中点

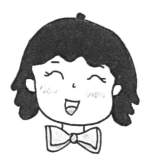

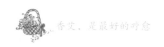

主穴:

太冲穴、百会穴、印堂穴。

操作方法:

温和灸百会穴 8 分钟;灸印堂穴 5 分钟左右,其他穴位 10 分钟左右,每周 2 次。

缓解压力的精油配方

材料:

甜橙精油…………3 滴

雪松精油…………3 滴

基础油……………10 毫升

方法:

在基础油中滴入纯精油,把调好的精油倒在手掌心,用力搓热后按摩头部和上腹部。

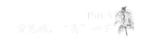

解除疲劳

神聪四穴，理头风目眩，狂乱疯痫，针入三分。

————《太平圣惠方》

疲劳是人们连续学习或工作以后效率下降的一种现象。疲劳表现在很多方面，比如神疲乏力、失眠健忘、注意力难以集中、头晕脑重、四肢疲劳等。过度、持续较长时间、原因不明的疲劳，在经过一段休息之后仍无法缓解时，应考虑体内是否有某些异常或疾病。

造成人体疲劳的原因很多，如经常熬夜、过度运动、心理情绪上的烦恼和不安、严重的精神压力等。持续艾灸可以调整经气、解除疲劳、增强免疫功能，让人充满活力。

治则：

若是瞌睡不断的大脑疲劳，可取百会、四神聪等穴，益气升阳、补养大脑。若是头晕身重的躯干疲劳，可取中脘穴等任、督两脉经穴，滋阴壮阳、强精固本。

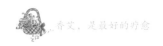

主穴：

中脘穴、百会穴、四神聪穴。

操作方法：

温和灸百会穴、四神聪穴 8 分钟，其他穴位 10 分钟。

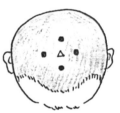

四神聪穴

在头顶部
当百会前后左右各1寸

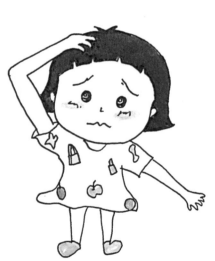

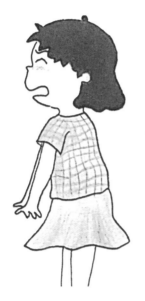

百会穴

位于头顶正中，后发际正中上7寸
当两耳尖直上连线中点

中脘穴

位于上腹部，前正中线上
当脐上4寸

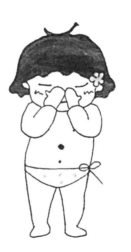

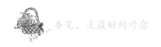

失眠

肝胆气逆，木火合邪，是东方实证也。此其邪乘于心，则为神魂不守。

——《景岳全书》

失眠通常缺少明确病因，或是在排除可能引起失眠的病因后仍遗留失眠症状。失眠主要包括原发性失眠、继发性失眠和假性失眠三种类型。

失眠的临床表现为起始睡眠困难，躺在床上 1 小时后，仍无法入睡；睡眠较浅，一晚上梦境连绵不断；可以入睡但很早就醒，且醒后就无法再睡；时睡时醒、睡眠不沉、间断性失眠。中医将失眠称之为"不寐"。

思虑劳倦、气血不足、心神失养；惊恐；心火独炽、心肾不交；情志不畅、肝阳扰动；饮食不节、脾胃不和，都可导致夜寐不安。

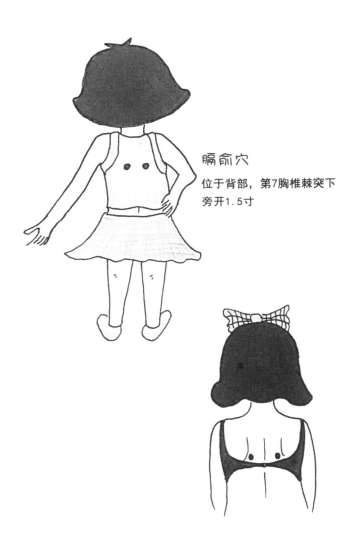

膈俞穴

位于背部，第7胸椎棘突下
旁开1.5寸

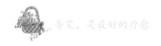

通过艾灸可以补养气血、养心安神、疏经活络，改善多梦、易醒的状况，同时让人精神焕发。

治则：

人之所寐需阴阳相交、水火既济，方可安稳入睡，故可灸足部下端涌泉穴，补肾水上交于心火，以沟通阴阳之气；人之神明，皆为心所主，依赖血的濡养，故治失眠者应取膈俞、肝俞等穴，以滋阴补血、养心安神。

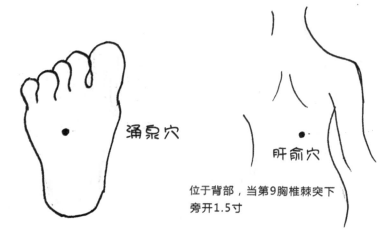

涌泉穴

肝俞穴

位于背部，当第9胸椎棘突下旁开1.5寸

位于足底部，蜷足时足底前部凹陷处

主穴：

涌泉穴、膈俞穴、肝俞穴。

操作方法：

隔姜灸以上穴位，每次灸 10 分钟，每天 1 次。

治疗失眠的精油配方

材料：

薰衣草精油…………3 滴

洋甘菊精油…………1 滴

香根草精油…………3 滴

基础油……………10 毫升

方法：

在基础油中滴入纯精油，制成按摩油。用于按摩脸、肩膀或全身。

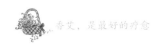

足跟疼痛

四肢之懈惰，凭照海以消除。

——《通玄指要赋》

中医认为，足跟为足少阴肾经的起始部位，因此，足跟疼痛是机体肾气不足的重要表现之一。艾灸可以祛除寒邪、调理气血、温补真元，是治疗跟痛症的好方法。

引起足跟痛的原因，主要是感受风湿阴寒之邪，导致体内阳气不足、经络不通、气行不畅。除长久站立、年老体虚之外，足跟脂肪垫炎、跟腱周围炎、跟骨骨刺等疾病都有可能引发足跟疼痛。

治则：

治疗足跟疼痛的关键，在于祛寒除湿、疏经通络、调补肾气三者并举。故取足少阴肾经之太溪穴、照海穴，滋补肾气、扶正祛邪；由于肾与膀胱相表里，所以可再取八脉交会穴之申脉穴，以行气活血、祛寒除湿。

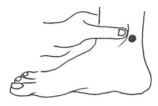

太溪穴

在踝区，内踝尖与跟腱之间的凹陷中

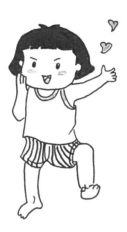

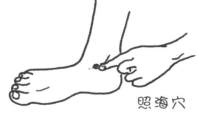

照海穴

在踝区，内踝尖下1寸
内踝下缘边际凹陷中

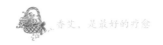
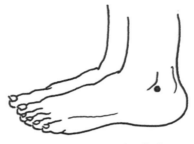

申脉穴

在踝区，外踝尖之下
外踝下缘与跟骨之间的凹陷中

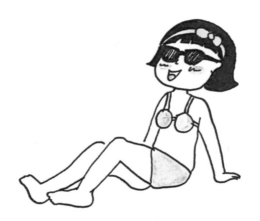

主穴：

太溪穴、照海穴、申脉穴。

操作方法：

把艾条装入艾灸盒，温和灸以上穴位，每穴灸 40~50 分钟，每天 1 次或早晚各灸 1 次。

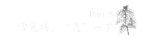

糖尿病

上消病（糖尿病），日饮水三至五升，及心肺壅热，又吃冷物，伤肺肾之气……春灸气海，秋灸关元三百壮，口生津液。

——《扁鹊心书》

糖尿病是近几年来非常常见而又高发的疾病，随着现在人们生活水平的提高，人们在饮食方面常常不注意，最后由于不正确的饮食方法导致了糖尿病的发生。糖尿病是由内分泌功能失常所引起的慢性代谢性疾病，其典型症状为多尿、多食、多饮、疲乏无力、形体消瘦，常伴有皮肤瘙痒、汗出异常、视力模糊、肢体麻木、皮肤感染、伤口难以愈合等症状。

糖尿病患者多是脾虚湿重体质，体内血液过分黏稠，导致气血运行不畅，直接影响身体的新陈代谢。痰湿就是因为体内积聚的湿气过多，以致"湿聚成痰"。痰湿极易淤堵经脉，从而导致各种疾病和并发症的发生。

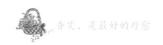

脾最主要的作用是运化，类似于在网上下订单后把东西送至你家的快递公司，脾应该把营养物质送至身体的各个部位。

如果脾的运化失常，输送的路线不对，身体必需的糖分都从尿液排出，身体就无法正常运转，从而引发糖尿病。

治则：

中医认为，糖尿病大多为气阴两虚之证，即便有火也是上盛下虚，胃火旺、肾阴弱。所以取穴时，可以脾俞穴益脾中之气，外关穴清三焦之热，阳陵泉穴排胆内之郁。

主穴：

外关穴、阳陵泉穴、脾俞穴。

操作方法：

以先背部、后四肢的灸治顺序，每穴以温和灸或隔姜灸的方法各灸 10 分钟。

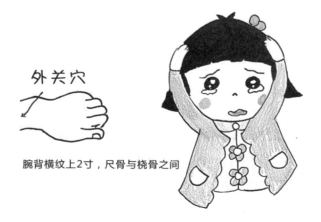

外关穴

腕背横纹上2寸，尺骨与桡骨之间

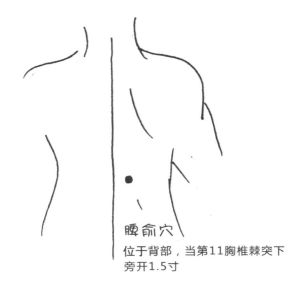

脾俞穴
位于背部，当第11胸椎棘突下
旁开1.5寸

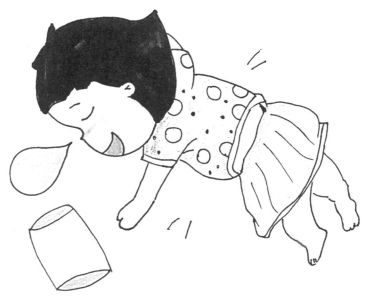

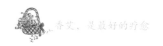

高血压

诸风掉眩，皆属于肝。

——《黄帝内经·素问》

高血压是一种世界性的常见疾病，世界各国的患病率高达10%~20%，并可导致脑血管、心脏、肾脏的病变，病因不明的高血压称为原发性高血压。

近几年来，高血压的发病更趋于年轻化。主要临床表现有头晕、头痛、健忘、失眠多梦、血压升高等。如不积极控制，发展至晚期常会出现心、脑、肾等器官的器质性损害。艾灸能够平肝潜阳、补肾益肝、祛痰化浊，一般数个疗程后，由高血压所致的头痛、头晕等症状可明显减轻。

原发性高血压与遗传、职业以及不良的生活习惯有关。日常生活和工作中，过度疲劳、心情抑郁等都会引起血压的升高。

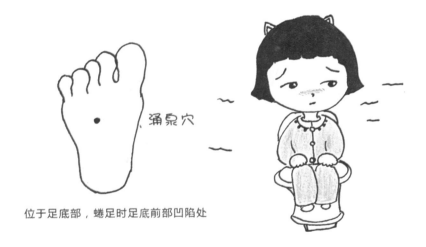

涌泉穴

位于足底部，蜷足时足底前部凹陷处

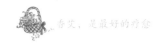

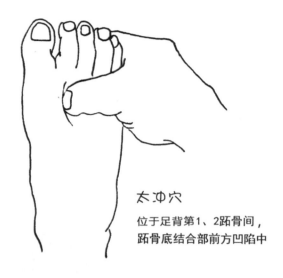

太冲穴

位于足背第1、2跖骨间，
跖骨底结合部前方凹陷中

随着年龄的增长，血管存在自然的老化、硬化现象，这也是高血压患病率增加的原因。年龄加大，血管弹性逐年下降，脆性增加，更容易发生脑血管意外，即脑中风，所以中老年人更应该重视血压的控制。

治则：

可取足三里、太冲、涌泉等穴，以行气通阳、化痰祛湿、清利头目。

主穴：

涌泉穴、太冲穴、足三里穴。

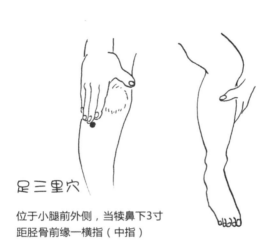

足三里穴

位于小腿前外侧，当犊鼻下3寸
距胫骨前缘一横指（中指）

操作方法：

每个穴位以雀啄灸法灸15分钟，每天1次。待血压稳定至正常
水平后，可改为每周2次。

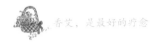
高脂血症

丰隆者，阳血聚之而隆起，化阴络，交太阴，有丰满之象，故
名丰隆。

——《会元针灸学》

高脂血症是一种全身性疾病。高血脂最大的危害就是易致动脉
硬化，进而诱发心脑血管病，其中一个重要原因，就是体内脂类代
谢异常。当血液里有太多胆固醇时，它会造成动脉壁产生过多的黏
性沉积物。最终会阻隔甚至堵塞血管，使死亡的风险升高。

高脂血症的患者常伴有肥胖、行动迟缓、呼吸短促、易疲劳、
多汗等症状。目前，高脂血症越来越多见，是引起动脉粥样硬化的
一个重要危险因素。

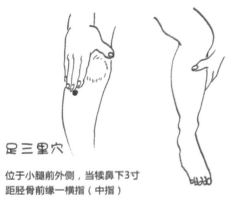

足三里穴

位于小腿前外侧，当犊鼻下3寸
距胫骨前缘一横指（中指）

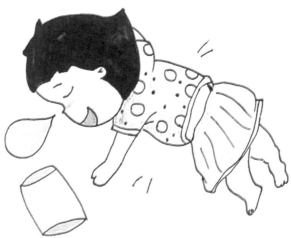

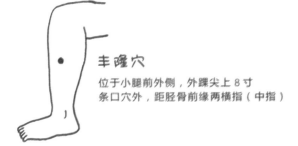

丰隆穴

位于小腿前外侧，外踝尖上8寸
条口穴外，距胫骨前缘两横指（中指）

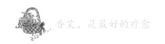

治则：

健脾和胃、行气运中，可取丰隆、足三里、阳陵泉等穴，以行气助阳、燥湿化痰。通过增强脾胃的运化代谢功能，分清别浊，改善痰湿体质。

主穴：

足三里穴、丰隆穴、阳陵泉穴。

操作方法：

隔姜灸以上各穴，每穴 20 分钟，每天 1 次。

冠心病

厥心痛者，乃寒气客于心包络也。

——《脉经》

冠状动脉粥样硬化性心脏病是冠状动脉血管发生动脉粥样硬化病变而引起血管腔狭窄或阻塞，造成心肌缺血、缺氧或坏死而导致的心脏病，常常被称为"冠心病"。但是冠心病的范围可能更广泛，还包括炎症、栓塞等导致管腔狭窄或闭塞。世界卫生组织将冠心病分为五大类：无症状心肌缺血（隐匿性冠心病）、心绞痛、心肌梗死、缺血性心力衰竭（缺血性心脏病）和猝死五种临床类型。

其主要的临床表现就是胸部出现压榨性疼痛，疼痛可放射至颈、颌、手臂及胃部，同时可伴有眩晕、气促、出汗、寒颤、恶心、昏厥等症状，严重者可因心力衰竭而死亡。

冠心病属于由冠状动脉器质性狭窄或阻塞所引起的一种缺血性心脏病。长时间血液流通不畅之后，血管壁上的"垃圾"越堆越厚，

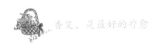

从而引发冠心病。

治则：

冠心病源于气滞血淤、胸脉痹阻，因而治疗该病，首先可取心俞、膻中等穴，以宽胸理气、活血通痹；取丰隆穴以行气化痰、祛淤降浊。

主穴：

丰隆穴、心俞穴、膻中穴等。

操作方法：

温和灸以上各穴，每穴 20 分钟，每天 1 次。

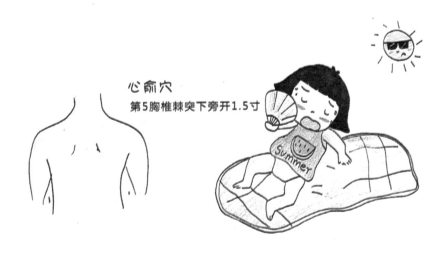

心俞穴
第5胸椎棘突下旁开1.5寸

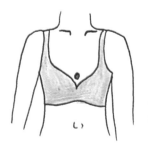

膻中穴

在前正中线上
横平第4肋间隙

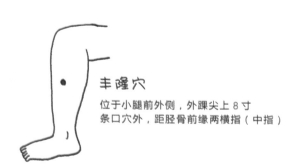

丰隆穴

位于小腿前外侧，外踝尖上 8 寸
条口穴外，距胫骨前缘两横指（中指）

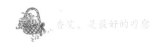
前列腺炎

窍端时常牵丝带腻、如脓如眵。

——《医碥·赤白浊》

前列腺炎是男性常见病。1995 年美国国立卫生研究院制定了一种新的前列腺炎分类方法，Ⅰ型：相当于传统分类方法中的急性细菌性前列腺炎；Ⅱ型：相当于传统分类方法中的慢性细菌性前列腺炎；Ⅲ型：慢性前列腺炎或慢性盆腔疼痛综合征；Ⅳ型：无症状性前列腺炎。其中非细菌性前列腺炎远较细菌性前列腺炎多见。

前列腺炎的主要症状是尿频、尿急，排尿时疼痛或有尿道烧灼感，以及小腹、会阴部重坠和有饱胀感等。

引起前列腺炎的原因有很多，如嗜食辛辣厚味、饮酒过度，导致内生湿热，湿热邪气淤积；或者因久居寒湿之地、涉水着凉、外

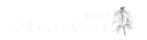

感寒湿而发生病变。

治则:

肾主水,司二便;督脉督一身之阳。水之运行需气之推动,所以可取命门穴、肾俞穴、阴陵泉穴,以助肾气;以艾之热、灸之火,益气行水、通利水道。

主穴:

命门穴、肾俞穴、阴陵泉穴。

操作方法:

隔姜灸以上穴位 20 分钟,每天 2 次。

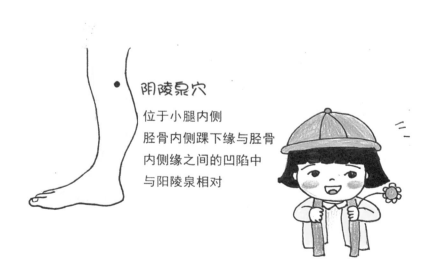

阴陵泉穴
位于小腿内侧
胫骨内侧踝下缘与胫骨
内侧缘之间的凹陷中
与阳陵泉相对

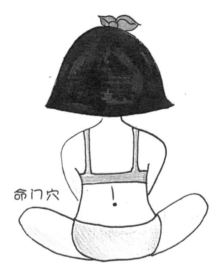

命门穴

位于腰部脊柱区，当后正中线上，第2腰椎棘下凹陷处

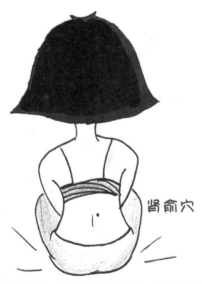

肾俞穴

位于腰部，当第2腰椎棘突下，旁开1.5寸

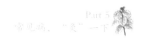

风寒感冒

伤寒余热不尽。胸中满，耳前痛，齿痛，目赤痛，颈肿，寒热，渴饮辄汗出，不饮则皮干热。目不明，腕急，身热，惊狂，躄痿痹重，瘈疭，癫疾吐舌，曲池主之。

——《针灸甲乙经》

风寒感冒是因吹风受凉而引起的感冒。感冒俗称"伤风"，除了会造成头痛、鼻塞、流涕、发烧、畏寒、咽喉疼痛等不适外，还会造成人体免疫机能下降，甚至诱发心肌炎、肾小球肾炎等疾病。

中医有"风为百病之长，六淫之首"的说法，因而大凡外感疾病，均可见到风邪的影子。

在治法上，应以辛温解表为主。风寒感冒初期及时施灸，直至身体发热、微微出汗为宜，头痛、鼻塞等症状缓解后，患者会感觉舒畅不少。

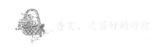

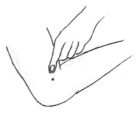

曲池穴

在肘区，当尺泽与肱骨外上
髁连线中点凹陷处
（尺泽穴：肘横纹上，肱二
头肌腱桡侧缘凹陷中）

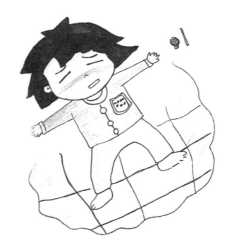

治则：

可取大椎穴进行施灸；肺主皮毛，开窍于鼻，故风寒感冒者常
有畏寒恶风、鼻塞流涕等症状，可取曲池、合谷等穴施灸，以宣散肺气，
疏风解表。

主穴：

合谷穴、大椎穴、曲池穴。

操作方法：

隔姜灸以上穴位，背部每穴 10 分钟左右；上肢穴位每穴施灸 10
分钟，每天 1 次。

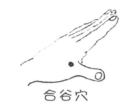

合谷穴
在手背第1、2掌骨间，
当第2掌骨桡侧的中点处

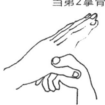

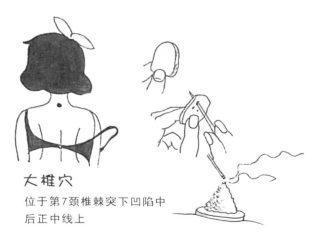

大椎穴

位于第7颈椎棘突下凹陷中
后正中线上

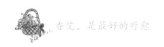
加快感冒痊愈的精油方

材料：

核脑型迷迭香精油·········2 滴

野马郁兰精油·············1 滴

基础油··················10 毫升

方法：

在基础油中滴入纯精油调制成按摩精油，用手涂抹于颈部，并轻轻按摩。

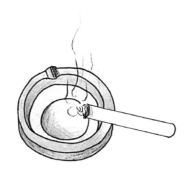

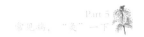

咳嗽

（孔最穴主治）热病汗不出，咳逆肘臂厥痛屈伸难，手不及头，指不握，吐血，失音，咽肿头痛。

——《针灸大全》

咳嗽是一种呼吸道常见症状，由气管、支气管黏膜或胸膜受炎症、异物、物理或化学性刺激所引起，表现为先是声门关闭，呼吸肌收缩，肺内压升高，然后声门张开，肺内空气喷射而出。咳嗽具有清除呼吸道异物和分泌物的保护性作用。但如果咳嗽不停，由急性转为慢性，常会给患者带来更大的痛苦，如胸闷、咽痒、气喘等。

当受到异味、异物刺激，或呼吸道出现分泌物时，人通过咳嗽将异物排出体外，这是身体进行的清洁维护工作。上呼吸道感染、支气管炎、肺炎、肺结核等疾病也能引起咳嗽。

无论是外感咳嗽还是内伤咳嗽，皆是由肺气上逆、不得肃降所致。

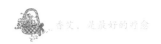
肺感寒湿，痰浊之物堆积，肺气不能下行只能上逆，从而引起咳嗽。脾为生痰之源，脾感寒湿而生痰，肺为储痰之器。艾灸能温和地疏通肺气、祛风寒、除痰湿，一般连续施灸数次，咳嗽就会得到缓解。

治则：

治咳嗽者，首先当取孔最穴这个与肺关系最为密切的穴位，以清肃肺气；此外列缺穴、膻中穴等可清净胸腑，旷达气机。

主穴：

膻中穴、孔最穴、列缺穴。

操作方法：

温和灸或雀啄灸以上穴位，胸背部穴位每穴 10 分钟左右；四肢穴位每穴 15 分钟左右。

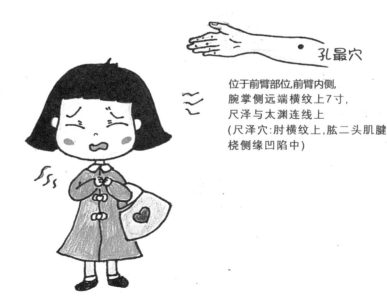

孔最穴

位于前臂部位，前臂内侧，腕掌侧远端横纹上7寸，尺泽与太渊连线上
（尺泽穴：肘横纹上，肱二头肌腱桡侧缘凹陷中）

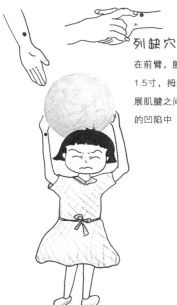

列缺穴

在前臂，腕掌侧远端横纹上1.5寸，拇短伸肌腱和拇长展肌腱之间，拇长展肌腱沟的凹陷中

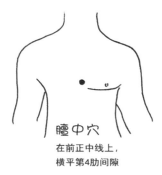

膻中穴

在前正中线上，横平第4肋间隙

缓解咳嗽的精油方

材料：

茶树精油⋯⋯⋯⋯⋯1滴

蓝桉树精油⋯⋯⋯⋯1滴

甜杏仁油⋯⋯⋯⋯⋯10毫升

方法：

在甜杏仁油中滴入纯精油调制成按摩精油，用手涂抹在颈部，轻轻按摩。

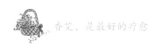
支气管炎

虚喘者，气短而不续。

——《景岳全书·喘促》

支气管炎是指气管、支气管黏膜及其周围组织的慢性非特异性炎症。支气管炎主要原因为病毒和细菌的反复感染形成了支气管的慢性非特异性炎症。当气温下降、呼吸道小血管痉挛缺血、防御功

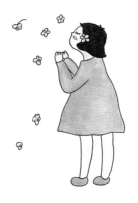

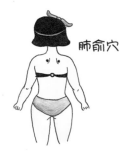

肺俞穴

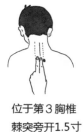

位于第3胸椎
棘突旁开1.5寸

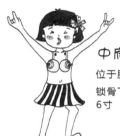

中府穴

位于胸部，横平第1肋间隙
锁骨下窝外侧，前正中线旁开
6寸

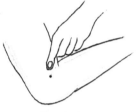

曲池穴

在肘区，当尺泽与肱骨外上
髁连线中点凹陷处
（尺泽穴：肘横纹上，肱二
头肌腱桡侧缘凹陷中）

能下降时易发病；烟雾粉尘、大气污染等慢性刺激也可引起发病；吸烟会导致支气管痉挛、黏膜变异、纤毛运动频率降低、黏液分泌增多，增大感染可能；过敏因素也与支气管炎的发病有一定关系。

支气管炎以长期咳嗽、咯痰、气喘、呼吸困难为主要特征。

急性支气管炎的发病与细菌和病毒感染有关，发病诱因很多，如受寒、淋雨、经常熬夜和过度疲劳等；慢性支气管炎的病因尚不完全清楚，可能是多种因素长期相互作用的结果，如有害气体和有害颗粒，病毒、支原体、细菌等感染，年龄，气候，免疫力等。其病程较长，反复感染，严重者常并发阻塞性肺气肿，甚至肺动脉高压和肺心病等。

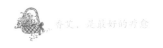
治则：

病变发作期，取肺俞、中府、曲池等穴，宣肺止咳、行气化痰、健脾益气、运化痰湿，以增强机体的免疫功能。

主穴：

曲池穴、肺俞穴、中府穴。

操作方法：

温和灸以上穴位，每穴 20 分钟左右，每天 2 次。

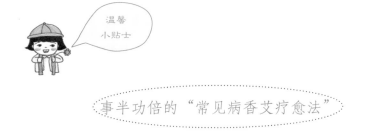

事半功倍的"常见病香艾疗愈法"

常见病香艾疗愈法所选用的芳香植物、复方精油调制法制与涂抹方法与"亚健康香艾疗愈法"一致（内容见《现代女性为何需要艾灸养生》一节，P81 ～ 82）。下面介绍有益呼吸系统的芳香精油。

杜松精油

《全国中草药汇编》中描述杜松：辛、温，能镇痛。在西藏，它被用以防瘟疫。希腊、罗马与阿拉伯的医者则很看重它的抗菌功效。杜松不仅有很好的抗菌性，还对呼吸道感染有效，可以用于治疗痉挛性咳嗽。

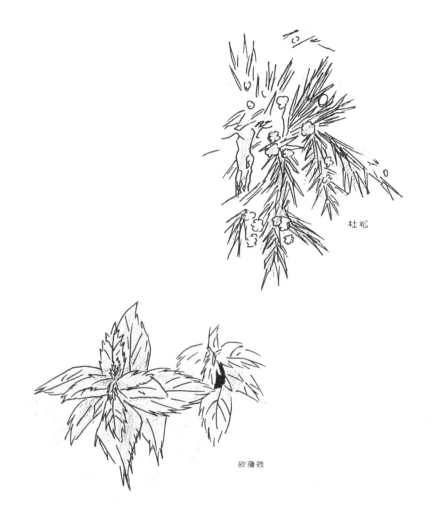

Part 3

杜松

欧薄荷

欧薄荷精油

欧薄荷原产于欧洲，现广泛栽培种植并应用于芳香疗法与养生中，也大量用于制作药品和润喉茶。欧薄荷有疏风散热、发汗解表的作用。

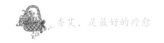

罗文莎叶精油

1980 年左右，罗文莎叶才开始应用在芳疗。与薰衣草的性质非常类似，它属于多用途的家庭常备精油。其精油对皮肤非常安全，有强效的抗病毒、杀菌作用，连儿童都可以使用。可提高机体免疫力，改善呼吸道不适症状，尤其适合用在感冒初期。

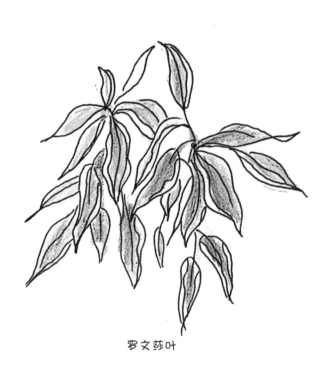

罗文莎叶

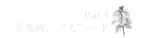

过敏性鼻炎

鼻息不闻香臭，偏风面痒及面浮肿，风叶叶动，状如虫行。

——《太平圣惠方》

过敏性鼻炎即变应性鼻炎，其发生的必要条件有三个：特异性抗原，即引起机体免疫反应的物质；特应性个体，即所谓个体差异、过敏体质；特异性抗原与特应型个体二者相遇。变应性鼻炎是一个全球性健康问题，可导致许多疾病和劳动力丧失。

过敏性鼻炎有喷嚏、鼻痒、流涕、鼻塞四大症状。其急性发作时，不光有水样鼻涕流出，鼻塞、头痛、耳鸣、流泪等症状更是让人无法忍受。

中医认为，过敏性鼻炎是由肺气虚弱、营卫失调所致。用艾灸治疗能温经散寒、益气固表，其症状也会随温热的气息悄然散去。

179

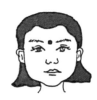

印堂穴
在额部
当两眉头连线中点

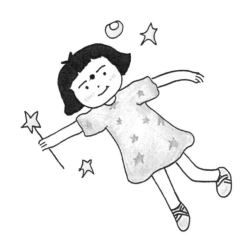

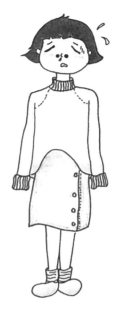

迎香穴

鼻翼外缘中点旁

手三里穴

在肘横纹下2寸，阳溪穴与
曲池穴连线上
（阳溪穴：在腕区，腕背侧
远端横纹桡侧，桡骨茎突远
端；曲池穴：在肘区，当尺
泽与肱骨外上髁连线中点凹
陷处）

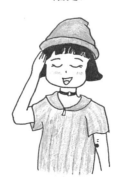

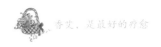
治则：

急性发作期，可取鼻部周围的印堂、迎香等穴，以艾火之热温经散寒，行气活血。在其缓解期，可在手三里穴施行艾灸，以益肺健脾、补气强身，增强机体的免疫功能。

主穴：

手三里穴、印堂穴、迎香穴。

操作方法：

用艾条悬灸以上穴位，每穴 10 分钟，每天 2 次。

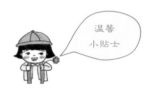

事半功倍的"鼻炎香艾疗愈法"

鼻炎香艾疗愈法所选用的芳香植物、复方精油调制法制与涂抹方法与"亚健康香艾疗愈法"一致（内容见《现代女性为何需要艾灸养生》一节，P81 ～ 82）。下面介绍对过敏性鼻炎有效的芳香精油。

薰衣草精油

提出"芳香疗法"一词的化学家盖特佛塞研究出薰衣草精油具

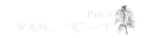

有消炎、杀菌、疗伤的效果。薰衣草还是复方精油中经典成分，可以协同其他精油发挥效果。

尤加利精油

尤加利是澳洲一种神奇的树，利用尤加利树提炼萃取的精油被人们视若珍宝，它有抗炎、抗病毒、抗感染的功效，对呼吸系统疾病有辅助治疗的作用。

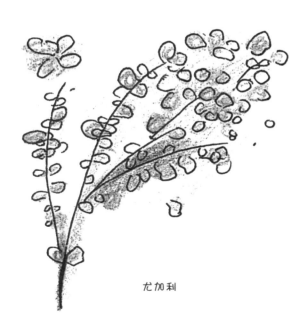

尤加利

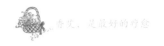

罗马洋甘菊精油

洋甘菊为英国最早使用的药草之一。《精油全书》中详细介绍了罗马洋甘菊精油具有的消炎、镇静、缓解过敏作用，它也是对皮肤很好的精油之一。

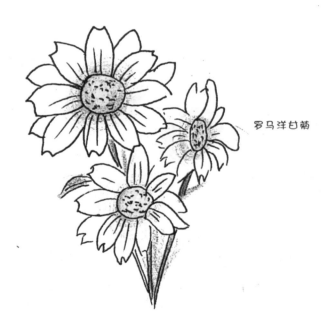

罗马洋甘菊

腹泻

泄泻之本，无不由于脾胃。

——《景岳全书》

腹泻是一种常见症状，俗称"拉肚子"，是指排便次数明显超过平日习惯的频率，粪质稀薄，水分增加，每日排便量超过200g，或含未消化食物或脓血、黏液。腹泻常伴有排便急迫感、肛门不适、失禁等症状。腹泻分急性和慢性两类。急性腹泻发病急剧，病程在2～3周之内。慢性腹泻指病程在两个月以上或间歇期在2～4周内的复发性腹泻。

腹泻时不仅大便次数增加、质地变稀，甚至泻下如水，还常常伴有腹痛。食物中毒或肠道感染、炎症、肿瘤都会引起急性或慢性腹泻。

中医认为，腹泻发生的主要原因，不是外感湿浊之邪，就是体内水湿不化，重点在于一个"湿"。中医将腹泻称之为"泄泻""下

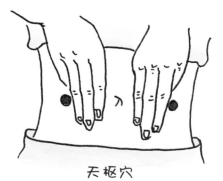

天枢穴

位于腹部，横平脐中
前正中线旁开2寸

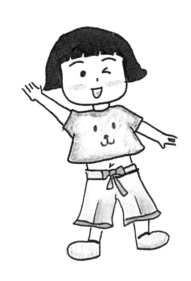

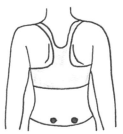

大肠俞穴

位于腰部，当第4腰椎棘突下
旁开1.5寸

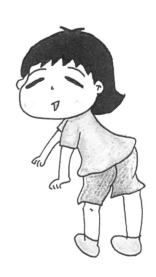

中脘穴

位于上腹部，前正中线上
当脐上4寸

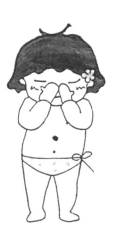

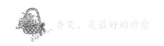

利"。重点灸中脘穴、大肠俞穴等可以调整胃肠气机、健脾止泻的穴位，它们能治疗和减轻各种原因引起的腹泻。

治则：

治疗腹泻时，可取中脘、天枢、大肠俞等穴，以艾草之热、温灸之火运化水湿，或暖腹止泻，或健脾和胃。

主穴：

中脘穴、天枢穴、大肠俞穴。

操作方法：

温和灸上述数穴，各灸 10 分钟，每天 2 次。

对心理疲劳性腹泻有效的精油方

材料（1人量）：

罗马洋甘菊精油…………2 滴

茴香精油………………1 滴

甘草精油………………1 滴

基础油…………………10 毫升

方法：

在基础油中滴入纯精油，调制成按摩精油，用手涂抹在腹部，轻轻按摩。

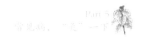

慢性胃炎

初致病之由，多因纵恣口腹，喜好辛酸，恣饮热酒煎爆，复餐寒凉生冷，朝伤暮损，日积月深……故胃脘疼痛。

——《医学正传》

慢性胃炎是指不同病因引起的各种慢性胃黏膜炎性病变，是一种常见病，其发病率在各种胃病中居首位。

慢性胃炎在临床上主要表现为胃部胀满或疼痛，尤其是进食后症状可加重，空腹时则较为舒服，并常伴有暖气、反酸、胃灼热、恶心、呕吐、食欲不振、消化不良等不适症状。

胃属六腑，与脏相比，腑以通为顺，胃气主降。倘若饮食寒凉、生冷，胃脘部不注意保暖等，胃气就会失于通降，食物的输送传导功能障碍，就会造成气机不畅、胃脘呆滞，引发疼痛。艾灸的主要作用是调理气机，缓急止痛，配合食疗，治疗效果更佳。

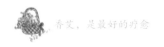

治则：

治胃首先不能忘了脾，因为脾胃这一脏一腑、一阴一阳互用互动，本是一家，所以此时可配以脾俞穴，行气健脾、和胃助运；其次可取中脘、天枢等穴，以艾灸最擅长的温通特性来促进胃气的下泄，使诸症消除。

主穴：

天枢穴、脾俞穴、中脘穴。

操作方法：

温和灸以上穴位，每穴15分钟左右，每天1次。

对胃痛有效的精油方

材料（1人量）：

罗马洋甘菊精油·············2滴

茴香精油·················2滴

基础油··················30毫升

方法：

在基础油中滴入纯精油，调制成按摩精油，用手涂抹在上腹部，轻轻按摩。

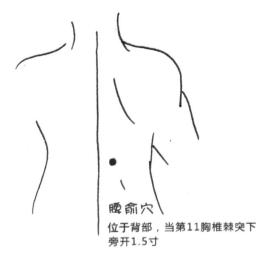

腰俞穴

位于背部，当第11胸椎棘突下
旁开1.5寸

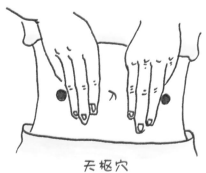

天枢穴

位于腹部，横平脐中
前正中线旁开2寸

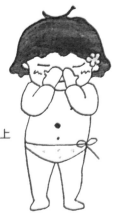

中脘穴

位于上腹部，前正中线上
当脐上4寸

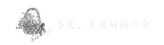

风湿性关节炎

（曲池穴）主治中风，手挛筋急，痹风疟疾，先寒后热等症。

——《医宗金鉴》

　　风湿性关节炎是一种常见的急性或慢性结缔组织炎症。风湿性关节炎广义上包括类风湿关节炎。可反复发作并累及心脏。

　　风湿性关节炎临床上主要表现为关节和肌肉游走性酸疼痛，可出现急性发热，受累关节多为膝、踝、肩、肘、腕等关节，病变局部呈现红肿、灼热、剧痛。若风湿活动影响心脏，则可发生心肌炎、心脏瓣膜病变等。

　　风湿性关节炎多为风寒湿邪乘虚而入、气血经络不通、关节痹阻造成的，所以患者日常生活中不可涉水淋雨、感受风寒，不宜久居阳光不足之地。隔姜灸能行气活血、疏风散寒，一般灸疗四五次之后，疼痛会逐渐消失，关节红肿也会得以改善。

治则：

可根据病变部位的不同，选择各个关节附近的穴位，如肩髎穴、曲池穴、阳陵泉穴等，以疏风散寒、通利关节、行气活血、利湿止痛。

主穴：

阳陵泉穴、肩髎穴、曲池穴。

操作方法：

温和灸上述穴位，每穴 40~50 分钟，每天 1 次，至疾病缓解。

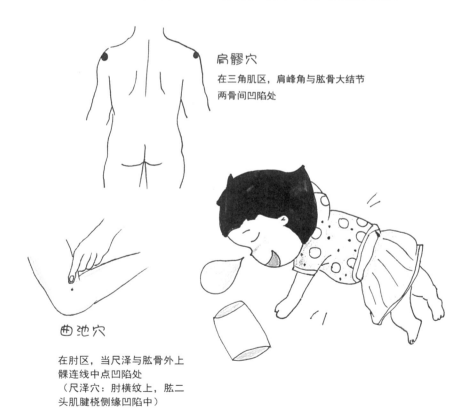

肩髎穴
在三角肌区，肩峰角与肱骨大结节
两骨间凹陷处

曲池穴
在肘区，当尺泽与肱骨外上
髁连线中点凹陷处
（尺泽穴：肘横纹上，肱二
头肌腱桡侧缘凹陷中）

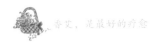
颈椎病

肩重，肘臂痛不可举，天宗主之。

——《针灸甲乙经》

　　颈椎病又称颈椎综合征，是颈椎骨关节炎、增生性颈椎炎、颈神经根综合征、颈椎间盘脱出症的总称，是一种以退行性病理改变为基础的疾患。主要由于颈椎长期劳损、骨质增生，或椎间盘脱出、韧带增厚，致使颈椎脊髓、神经根或椎动脉受压，出现一系列功能障碍的临床综合征。

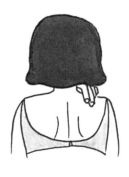

肩井穴
第7颈椎棘突与肩峰端连线的中点上
向前直对乳中

在临床上既有颈背疼痛、上肢无力、肌肉萎缩、手指麻木等神经受压的类型，又有眩晕、耳鸣、视物模糊等椎动脉供血不足的类型，以及胸闷心慌、恶心呕吐、吞咽模糊等交感神经紊乱的类型。

该病发生的原因大多是感受风、寒、湿诸邪。湿寒入体，导致气滞血淤、经脉痹阻，则气血不足、筋骨虚弱。艾灸治疗对缓解本病有较好的疗效，可温经散寒、舒筋活络，效果显著。

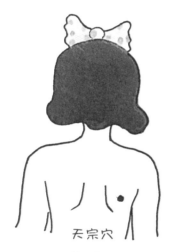

天宗穴

位于肩胛区，肩胛冈中点与肩胛骨
下角连线上1/3与下2/3交点凹陷中

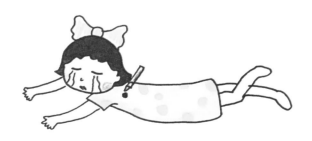

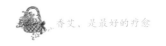

治则：

首先取颈椎两侧和有压痛点的位置施灸，舒筋通络、活血止痛；其次，行走于人体颈肩部的经络，主要是足少阳胆经和手太阳小肠经，按照"循经取穴"的原理，可再取风池、肩井、天宗等穴。

主穴：

肩井穴、风池穴、天宗穴。

操作方法：

温和灸每穴 10 分钟，每天 1 次。

促进颈椎血液循环、放松精神的精油方

材料（1 人量）：

罗马洋甘菊精油……………2 滴
欧洲菩提精油……………1 滴
基础油………………10 毫升

方法：

在基础油中滴入纯精油调制成按摩精油，用手涂抹在颈部，轻轻按摩。

温馨提示：

使用罗马洋甘菊精油也可以对精神紧张引起的颈椎疼痛起到良好的效果。

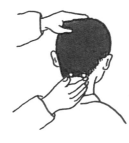

风池穴

在颈后区，枕骨之下，胸锁乳突肌上端与斜方肌上端之间的凹陷中

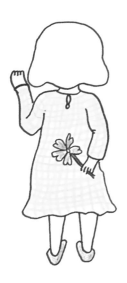

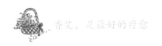

落枕

（阳陵泉穴）主膝股内外廉不仁，偏风半身不遂，脚冷无血色，苦嗌中介然，头面肿。

——《针灸大全》

落枕或称"失枕"，是一种常见病，好发于青壮年，以冬春季多见。落枕的常见发病经过是入睡前并无任何症状，晨起后却感到项背部明显酸痛，颈部活动受限。这说明病起于睡眠之后，与睡枕及睡眠姿势有密切关系。

诱发落枕的因素很多，颈部关节、韧带、肌肉不注意保暖，受到了寒冷的刺激，引起局部肌肉痉挛性收缩；或者是睡觉姿势欠妥、枕头使用不当，导致颈部一侧肌肉韧带受到过度牵拉。艾灸治疗对缓解本症有较好的疗效，可温经散寒，舒筋活络。

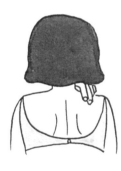

肩井穴

第7颈椎棘突与肩峰端连线的中点上
向前直对乳中

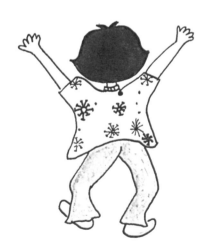

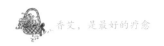

治则：

颈部后侧运行的经络主要为足太阳膀胱经，两侧运行的经络主要为足少阳胆经。落枕不论是何种原因，大多为阳气或阳经损伤。因而温灸时，可取大椎、阳陵泉、肩井等穴，以疏风散寒、行气活血、通经止痛。

主穴：

大椎穴、阳陵泉穴、肩井穴。

操作方法：

温和灸以上穴位，每穴 10 分钟，每天 2 次。

适用于慢性疼痛的精油方

材料（1 人量）：

生姜精油………1 滴

基础油…………10 毫升

方法：

在基础油中滴入纯精油，调制成按摩精油，用手涂抹在颈部，轻轻按摩。

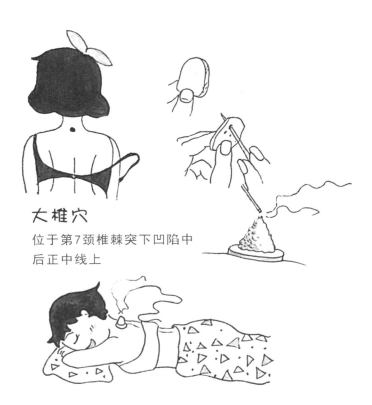

大椎穴

位于第7颈椎棘突下凹陷中
后正中线上

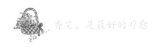

艾灸，是最好的疗愈

肩周炎

风寒湿三气杂至，合而为痹也。其风气胜者为行痹，寒气胜者为痛痹，湿气胜者为著痹也。

——《黄帝内经·素问》

　　肩周炎又称肩关节周围炎，俗称凝肩、五十肩。以肩部逐渐产生疼痛，夜间为甚，肩关节活动功能受限而且日益加重，达到某种程度后逐渐缓解，直至最后完全复原为主要表现的肩关节囊及其周围韧带、肌腱和滑囊的慢性特异性炎症。肩周炎是以肩关节疼痛和活动不便为主要症状的常见病症。本病的好发年龄在 50 岁左右，女性发病率略高于男性，多见于体力劳动者。如得不到有效的治疗，有可能严重影响肩关节的功能活动。肩关节可有广泛压痛，并可向颈部及肘部放射，还可出现不同程度的三角肌的萎缩。严重者手臂不能上举，无法自行洗脸、梳头、穿衣等。

　　肩周炎是由肩部感受风寒所致，故又名"漏肩风"。该病属于"痹

202

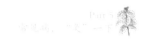

症",受风、寒、湿三气夹杂侵袭所致,导致局部气血痹阻,引发疼痛。隔姜灸能温经散寒、通络止痛,一般施灸数次后可有效缓解疼痛。

治则:

因病变多局限于肩周部位,造成关节粘连,活动僵硬,故首先可取肩周的疼痛处,疏风、散寒,通其经络、止其疼痛;而病邪之中以寒湿为重,兼有淤血阻滞,故可在肩部的诸多穴位施灸,以温阳散寒、行气活血、祛除病邪。可取肩井穴、肩中俞穴、曲池穴等。

主穴:

肩井穴、肩中俞穴、曲池穴。

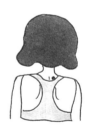

肩中俞穴
背部,当第7颈椎棘突下,旁开2寸

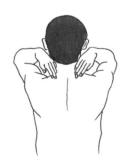

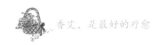

操作方法：

用艾条悬灸以上穴位，每次 40~50 分钟，每天 1 次。

缓解肩周炎的精油方

材料（1 人量）：

香紫苏精油…………2 滴

甜杏仁油……………10 毫升

方法：

在基础油中滴入纯精油，调制成按摩精油，用手涂抹在颈、肩部，轻轻按摩。

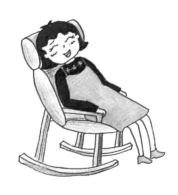

腰肌劳损

腰脊者，身之大关节也。故机关不利，而腰不可以转也。

—— 《医部伞录》

腰肌劳损，又称功能性腰痛、慢性下腰损伤、腰臀肌筋膜炎等，实为腰部肌肉及其附着点筋膜或骨膜的慢性损伤性炎症，是腰痛的常见原因之一。主要症状是腰或腰骶部胀痛、酸痛，反复发作，疼痛可随气候变化或劳累程度而变化，如日间劳累加重，休息后可减轻，为临床常见病、多发病，发病因素较多。

腰肌劳损急性发作时，腰部可出现肌肉痉挛，局部有明显的压痛点、脊椎侧弯、活动受限等异常，部分患者尚有下肢牵拉性疼痛。

腰肌劳损主要是工作和运动姿势不当，疲劳过度，或外感风寒湿邪，影响局部气血运行，致血行不畅，淤于腰际，故见腰痛及两肋。

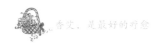
艾灸疗法对腰肌劳损的效果较好，通经活络之余，能明显缓解腰腿疼痛，心情也会变轻松。

治则：

腰部软组织劳损的发病部位，大多属督脉和足太阳经的循行路线，因此治疗该病除了可取疼痛处以行气活血、舒筋活络之外，尚可取督脉的命门穴、腰阳关穴；此外，足太阳经的肾俞穴，可疏风散寒、温经通络、益肾止痛。

主穴：

肾俞穴、命门穴、腰阳关穴。

操作方法：

温和灸以上穴位，每次灸 15 分钟，每天 1 次。

腰阳关穴

在腰部，于后正中线上
当第 4 腰椎棘突下凹陷中，约与髂嵴相平

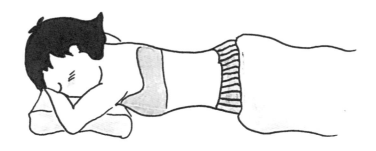

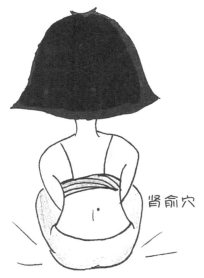

肾俞穴

位于腰部，当第2腰椎棘突下，旁开1.5寸

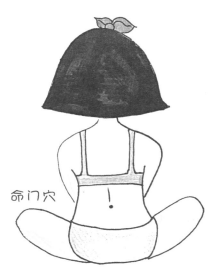

命门穴

位于腰部脊柱区，当后正中线上，
第2腰椎棘下凹陷处

图书在版编目（CIP）数据

香艾，是最好的疗愈 / 二妹姐编著；黎哇哇插画.
-- 南京：江苏凤凰科学技术出版社，2018.1

ISBN 978-7-5537-8726-8

Ⅰ.①香… Ⅱ.①二…②黎… Ⅲ.①香精油－疗法②艾灸 Ⅳ.① R459.9 ② R245.81

中国版本图书馆 CIP 数据核字 (2017) 第 286458 号

香艾，是最好的疗愈

编　　　著	二妹姐
插　　　画	黎哇哇
责 任 编 辑	樊　明　倪　敏
责 任 校 对	郝慧华
责 任 监 制	曹叶平　方　晨

出 版 发 行	江苏凤凰科学技术出版社
出版社地址	南京市湖南路 1 号 A 楼，邮编：210009
出版社网址	http://www.pspress.cn
印　　　刷	北京艺堂印刷有限公司

开　　　本	880mm×1230mm　1/32
印　　　张	6.5
字　　　数	80 000
版　　　次	2018 年 1 月第 1 版
印　　　次	2018 年 1 月第 1 次印刷
标 准 书 号	ISBN 978-7-5537-8726-8
定　　　价	45.00 元

图书如有印装质量问题，可随时向我社出版科调换。